U0332234

程科军

陈军华　程文亮

吴剑锋◎主编

浙江丽水
道地药材

中国农业出版社

北京

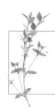

FOREWORD

前　言

　　丽水地处浙江省西南部，古称处州。市域面积1.73万平方公里，是浙江省陆域面积最大的地级市（约占浙江省的1/6），辖9个县（市、区）（莲都区、龙泉市、青田县、云和县、庆元县、缙云县、遂昌县、松阳县和景宁畲族自治县），其中景宁县是全国唯一的畲族自治县和华东地区唯一的少数民族自治县。

　　丽水是"浙江绿谷"，是华东地区的重要生态屏障，素有"中国生态第一市"的美誉，是首批国家生态文明先行示范区、国家森林城市、中国气候养生之乡、中国天然氧吧城市。山是江浙之巅，水是六江之源。全市地貌为"九山半水半分田"，以中山、丘陵广布，峡谷众多，间以狭长的山间盆地为基本特征。森林覆盖率达81.7%，域内有瓯江、钱塘江、飞云江、椒江、闽江、赛江，故被称为"六江之源"。热带海洋性季风气候与丘陵山地立体气候叠加，气候环境优越。

　　"秀山丽水，天生丽质"。得天独厚的生态优势，造就了丽水中药资源品种繁多、野生药材蕴藏量大以及药用植物生长适应性强等特点。据不完全统计，丽水境内已发现野生中药资源2 478种，基本查明的优势品种有500余种，被誉为浙西南"天然药园"和"华东药用植物宝库"。丽水中药历史文化悠久——早在南朝萧梁间，莲都已种植处州白莲；明朝万历版《处州府志》记载处州府城之东门规模种植芍药等品种；独特的畲族医药已被列入国家非物质文化遗产保护名录。

　　"好山好水出好药"。中药材自2010年被列为丽水八大农业主导产业之一以来，连续保持增长势头，其品牌知名度和影响力快速提升。"龙泉灵芝""龙泉灵芝孢子粉""缙云米仁""遂昌三叶青""遂昌菊米""处州白

1

莲""丽水覆盆子"等先后被评为国家地理标志保护产品、国家农产品地理标志登记产品或获得国家地理标志证明商标，20余个基地获评浙江省中医药旅游养生文化基地称号或被认定为浙江省道地药园。以灵芝、铁皮石斛、三叶青、黄精、覆盆子、处州白莲、食凉茶、薏苡仁、皇菊等"处州本草丽九味"品种为重点，丽水着力推动生态化种植，2022年底其中药材种植面积达30.86万亩，总产值11.38亿元。2023年4月，丽水市人民政府出台《丽水市中医药大健康产业发展三年行动方案（2023—2025年）》，以二产带一产促三产，推动一二三产全链融合发展，产业高质量发展迎来历史最佳机遇。

站在新的起跑线上，着眼于丽水市中医药大健康产业发展的新蓝图，全力推进中药材全产业链高质量创新驱动发展，系统整理和总结既往历史及产业发展现状非常必要。我们通过查阅大量文献资料，以大调研、大数据为基础，整合主持实施国家自然科学基金、浙江省重大科技专项、农业农村部优势特色产业集群项目等基础研究、应用研究和产业化推广不同类型项目中取得的成果，结合多年实际工作经验，编写了本书。全书收载包括"处州本草丽九味"在内的最具丽水特色与产业优势的32种中药材，内容涵盖了药材概况、史料记载、植物形态、栽培、采收加工、炮制、药材性状、化学成分、质量标准、功效、主治、价格波动、产品开发、主产区、丽水产业发展等，既体现区域特点，也提供综合资讯。

本书在编写过程中，得到了丽水市多个行业主管部门领导、专家和友好人士的鼎力支持，在此表示衷心感谢！书中涉及农业农村相关部门统计数据以及药材价格与收益等方面的一些数据，请读者结合时效、地域、成本投入等因素理性综合研判。限于笔者的水平和经验，书中难免存在不足之处，恳请读者批评指正。

编　者

2023年8月

目 录

1

CHAPTER 1 | 第一章

处州本草丽九味

1 灵 芝

本品为多孔菌科灵芝属真菌灵芝 *Ganoderma lucidum* (Leyss. ex Fr.) Karst.或紫芝 *Ganoderma sinense* Zhao，Xu et Zhang 的干燥子实体。灵芝又名红芝、赤芝。《中国药典》中灵芝称为赤芝。

【**中国药典**】多孔菌科真菌赤芝或紫芝的干燥子实体。

【**史料记载**】灵芝入药始载于秦汉时期的《神农本草经》，列为上品，记载："赤芝，味苦平。主胸中结，益心气，补中，增慧智，不忘。久食，轻身不老，延年神仙。一名丹芝。……紫芝，味甘温。主耳聋，利关节，保神，益精气，坚筋骨，好颜色。久服，轻身不老延年。一名木芝。"《神农本草经》中描述了赤芝、紫芝等六芝的功效主治。古代灵芝以野生品为主，在浙江已有 6 800 年的使用历史。龙泉灵芝历史文化悠久，在宋代已有确切文字记载。据《龙泉县志》记述，"南宋建炎三年已酉冬十一月芝产前太常少卿季陵居屋"，可知当年灵芝栽培已相当普遍。

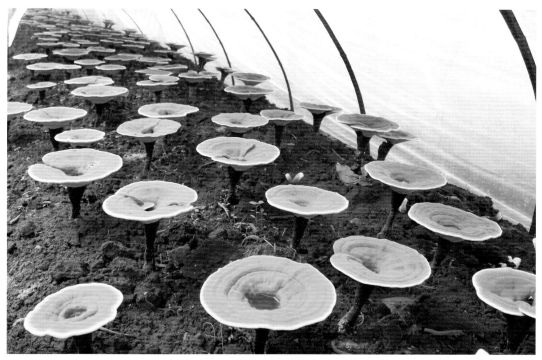

灵芝基地

【子实体形态】

（1）灵芝。菌盖木栓质，半圆形或肾形，宽12～20厘米，厚约2厘米。皮壳坚硬，初黄色，渐变成红褐色，有光泽，具环状棱纹和辐射状皱纹，边缘薄，常稍内卷。菌盖下表面菌肉白色至浅棕色，由无数菌管构成。菌柄侧生，长达19厘米，粗约4厘米，红褐色，有漆样光泽；菌管内有多数孢子。

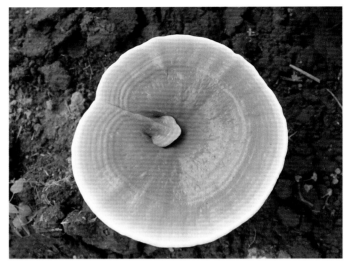

灵 芝

（2）紫芝。菌盖木栓质，多呈半圆形至肾形，少数近圆形，大型个体长宽可达20厘米，一般个体4.7厘米×4厘米，小型个体2厘米×1.4厘米，表面黑色，具漆样光泽，有环形同心棱纹及辐射状棱纹。菌肉锈褐色；菌管管口与菌肉同色，管口圆形。菌柄侧生，直径约2厘米，黑色，有光泽。孢子广卵圆形，（10～12.5）微米×（7～8.5）微米，内壁有显著小疣。

【栽培】灵芝属中高温好气型真菌，在生长发育过程中需要新鲜的空气和一定的温湿度。菌丝最适合生长的温度为26～28℃，子实体分化最适温度为25～30℃。灵芝的生长需要较高的湿度，灵芝菌丝生长期要求空气相对湿度为70%～80%，发育期要求空气相对湿度为90%～95%。灵芝在生长发育过程中对光线非常敏感，光线对菌丝生长有明显的抑制作用，在黑暗条件下灵芝生长速度最快，但子实体的生长不能缺少光照。灵芝在自然界通常生长在阔叶树桩和朽木上，但也能在某些活的树上寄生。灵芝栽培的方式可分为段木栽培和代料栽培两种[1]。

【采收加工】子实体全年采收，除去杂质，剪除附着朽木、泥沙或培养基质的下端菌柄，阴干或在40～50℃温度范围内烘干。

【炮制】根据2015年版《浙江省中药炮制规范》[2]，取原药，除去杂质，洗净，润软，切厚片，干燥。

【药材性状】

（1）灵芝。外形呈伞状，菌盖肾形、半圆形或近圆形，直径10～18厘米，厚1～2厘米。皮壳坚硬，黄褐色至红褐色，有光泽，具环状棱纹和辐射状皱纹，边缘薄而平截，常稍内卷。菌肉白色至淡棕色。菌柄圆柱形，侧生，少偏生，长7～15厘米，直径1～3.5厘米，红褐色至紫褐色，光亮。孢子细小，黄褐色。气微香，味苦涩。

（2）紫芝。皮壳紫黑色，有漆样光泽。菌肉锈褐色。菌柄长17～23厘米。

【化学成分】灵芝富含多糖、三萜类、甾醇类等多种化学成分。其中灵芝多糖是主要的活性成分之一。三萜类成分主要有灵芝酸、灵芝酸甲酯、灵芝孢子酸等。甾醇类成分主要有麦角甾醇、麦角甾醇棕榈酸酯和β-谷甾醇等[3]。

【质量标准】根据2020年版《中国药典》[4]，灵芝水分不得超过17.0%（通则0832①第二法），总灰分不得超过3.2%（通则2302），浸出物不得少于3.0%（通则2201）。

本品按干燥品计算，含灵芝多糖以葡萄糖（$C_6H_{12}O_6$）计，不得少于0.90%，含三萜及甾醇以齐墩果酸（$C_{30}H_{48}O_3$）计，不得少于0.50%。

【功效】补气安神，止咳平喘。

【主治】用于心神不宁，失眠心悸，肺虚咳喘，虚劳短气，不思饮食。

【价格波动】根据中药材天地网（下文简称"天地网"）的亳州药市，近5年灵芝片价格在30～40元/千克区间波动（山东产区），丽水龙泉产区灵芝片价格为60～90元/千克，本地扎袋套筒的灵芝孢子粉价格为110～140元/千克。

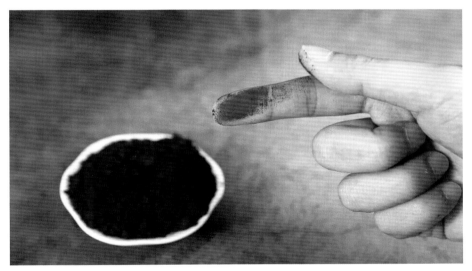

灵芝孢子粉

【产品开发】①中成药，灵芝是多种中成药（如灵芝口服液、人参灵芝胶囊、复方灵芝冲剂等）的主要原料。②食品，包括灵芝酸奶、灵芝啤酒、灵芝保健茶等。③保健品，如灵芝孢子粉。

【主产区】道地产区为以浙江龙泉、武义，安徽金寨、霍山、岳西为中心的区域，包括武夷山山脉、仙霞岭山脉、括苍山山脉、大别山山脉及其周边地区。

【丽水产业发展】1992年，段木灵芝规模化生产首次在龙泉获得成功；龙泉灵芝和灵芝孢子粉量大质优，在国内外享有很高的知名度。1996年国务院经济发展研究中心

① 通则0832（水分测定法），具体操作方法参照中国药典通用技术要求。资料来源：国家药典委员会.中国药典：4部[M].北京：中国医药科技出版社，2020：114-115.下同。——编者注

授予龙泉市"中华灵芝第一乡"称号；2010年、2011年，"龙泉灵芝"和"龙泉灵芝孢子粉"先后被国家质量监督检验检疫总局批准为国家地理标志保护产品；2014年，浙江省地方标准《龙泉灵芝生产技术规程》颁布、实施；2015年国际药用菌学会授予龙泉市"中国灵芝核心产区"称号。龙泉市自主选育了龙芝1号和龙芝2号新菌株，引进和推广沪农灵芝1号和沪农灵芝4号等新菌株，良种覆盖率达95%以上。2018年龙泉市发布实施了团体标准——《龙泉灵芝生产技术规程》。随着该标准的实施，逐渐规范了龙泉灵芝从菌种选育生产、原木砍伐选择、菌段制作、菌段培养、栽培管理、灵芝孢子粉采集、干制贮藏等各环节，提高了灵芝和灵芝孢子粉质量安全水平。据农业农村相关部门调查数据显示，2022年龙泉市灵芝种植面积1 280亩[①]，投产面积1 120亩，产量483.25吨，产值6 875.2万元。

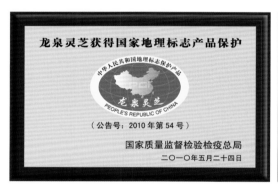 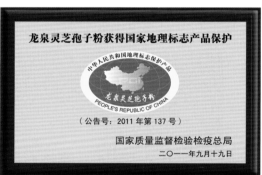

国家地理标志保护产品

参 考 文 献

[1] 刘又高, 蔡瑞杭, 陈官菊, 等. 灵芝栽培技术研究进展[J]. 农业科技通讯, 2021(12): 257-260.

[2] 浙江省食品药品监督管理局. 浙江省中药炮制规范[M]. 北京: 中国医药科技出版社, 2015: 335.

[3] Baby S, Johnson A J, Govindan B. Secondary metabolites from *Ganoderma*[J]. Phytochemistry, 2015, 114: 66-101.

[4] 国家药典委员会. 中国药典[M]. 北京: 中国医药科技出版社, 2020: 195-196.

---

① 亩，非法定计量单位，1亩=1/15公顷。下同。——编者注

2　铁 皮 石 斛

本品为兰科植物铁皮石斛 *Dendrobium officinale* Kimura et Migo 的干燥茎。

【中国药典】铁皮枫斗，铁皮石斛的茎，边加热边扭成螺旋形或弹簧状，烘干；铁皮石斛，切成段，干燥或低温烘干。

【史料记载】铁皮石斛入药首见于我国第一部药物学专著《神农本草经》，它记载："味甘、平，主伤中；除痹，下气，补五脏虚劳羸瘦，强阴。"历代本草学著作记载了多种石斛。铁皮石斛之名见于《市隐庐医学杂著》"论湿温证用药之误"中，记载："湿温非死证，而今之患温者，往往致死岂非服药之误乎……既而见有霍斛矣，既而见有鲜斛矣，最后见有铁皮风斛矣。"张仁安《本草诗解药性注》记载："鲜石斛即铁皮石斛，大寒，治胃中大热，生津滋干，泻热益阴，胜于干者。"《浙江药用植物志》记载的处方用鲜石斛即为铁皮石斛。多位专家实地调查表明，近现代枫斗主要以铁皮石斛为原料加工而成，鲜石斛以铁皮石斛为主。

【植物形态】茎直立，圆柱形，不分枝，具多节，常在中部以上互生叶3～5枚。叶二列，纸质，长圆状披针形，先端钝并且或多或少钩转，基部下延为抱茎的鞘，边缘和中肋常带淡紫色；叶鞘常具紫斑，老时其上缘与茎松离而张开，并且与节之间留出1个环状铁青的间隙。总状花序常从落了叶的老茎上部发出，具花2～3朵；花苞片

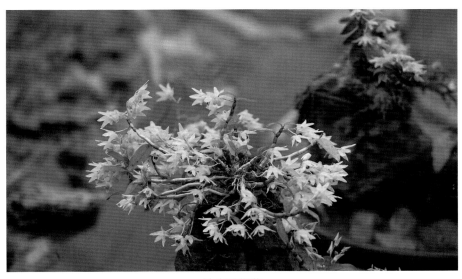

铁皮石斛花

干膜质，浅白色，卵形；花梗和子房长 2 ~ 2.5 厘米；萼片和花瓣黄绿色，近相似，长圆状披针形；侧萼片基部较宽阔；萼囊圆锥形，末端圆形；唇瓣白色，基部具 1 个绿色或黄色的胼胝体，卵状披针形，比萼片稍短，中部反折，先端急尖，不裂或不明显 3 裂；唇盘密布细乳突状的毛，并且在中部以上具 1 个紫红色斑块。花期 3—6 月。

【栽培】铁皮石斛适宜在凉爽、湿润、空气流通的环境生长，喜温暖湿润和半阴半阳的环境，不耐寒，因此，浙江、云南的气候特别适合铁皮石斛生长。目前，常见的栽培方式有仿野生栽培（包括贴石栽培、贴树栽培、石墙栽培和岩壁栽培等）、设施栽培（包括盆栽、地栽、架空苗床栽培等）两种方式[1]。

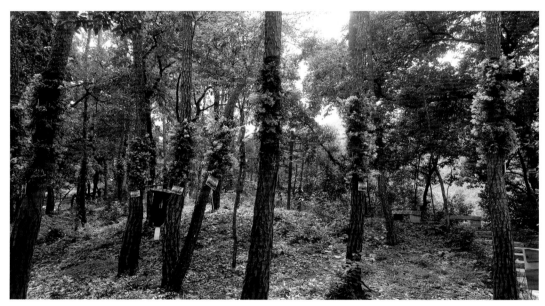

铁皮石斛基地

【采收加工】11 月至翌年 3 月采收，除去杂质，剪去部分须根，边加热边扭成螺旋形或弹簧状，烘干；或切成段，干燥或低温烘干。前者习称"铁皮枫斗"（耳环石斛）；后者习称"铁皮石斛"。

【炮制】根据 2015 年版《浙江省中药炮制规范》[2]，鲜铁皮石斛临用洗净，切段。

【药材性状】

（1）铁皮枫斗。本品呈螺旋形或弹簧状，通常为 2 ~ 6 个旋纹，茎拉直后长 3.5 ~ 8 厘米，直径 0.2 ~ 0.4 厘米。表面黄绿色或略带金黄色，有细纵皱纹，节明显，节上有时可见残留的灰白色叶鞘；一端可见茎基部留下的短须根。质坚实，易折断，断面平坦，灰白色至灰绿色，略角质状。气微，味淡，嚼之有黏性。

（2）铁皮石斛。本品为圆柱形的段，长短不等。

【化学成分】目前已确定铁皮石斛的化学成分有多糖类、联苄类化合物和菲类化合物、生物碱类和酚类等[3]。其中多糖类是铁皮石斛的主要有效成分，主要有黑节草多糖Ⅰ、黑节草多糖Ⅱ、DOP-2-A1、DOP-3-A1和DOP-4-A1等，联苄类化合物和菲类化合物主要有Dendrobibenzy l、Chrysotobibenzy l和Chrysotoxene等，生物碱类中石斛碱是最早被发现并开展研究的一种化合物。

【质量标准】根据2020年版《中国药典》[4]，水分不得超过12.0%（通则0832第二法），总灰分不得超过6.0%（通则2302），浸出物不得少于6.5%（通则2201）。

本品按干燥品计算，含铁皮石斛多糖以无水葡萄糖（$C_6H_{12}O_6$）计，不得少于25.0%，含甘露糖（$C_6H_{12}O_6$）应为13.0%～38.0%。

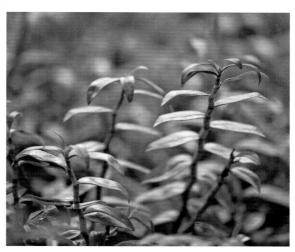

铁皮石斛

【功效】益胃生津，滋阴清热。

【主治】用于热病津伤，口干烦渴，胃阴不足，食少干呕，病后虚热不退，阴虚火旺，目暗不明，筋骨痿软。

【价格波动】丽水铁皮石斛价格经过2013—2016年市场转型后价格较稳定，近5年大棚产鲜条价格为600～1 000元/千克，干条磨粉后价格为2 500～4 000元/千克，石斛干花价格为2 000～3 000元/千克，同类产品价格均明显高于云南、温州等地产品。此外全市大多数基地通过梨树仿野生种植等模式，借助得天独厚的自然环境优势，积极通过建设农旅融合基地、养生示范园等营销策略提高效益，仿野生栽培石斛鲜条价格可以达到2 000～3 000元/千克。

【产品开发】①铁皮石斛粉，可以直接开水冲服。②铁皮石斛花，可以直接开水冲泡。③中成药，铁皮石斛是多种中成药（如铁皮枫斗胶囊、石斛颗粒、石斛夜光丸等）的主要原材料。④食品，包括铁皮石斛饮料、铁皮石斛月饼和铁皮石斛白酒等。

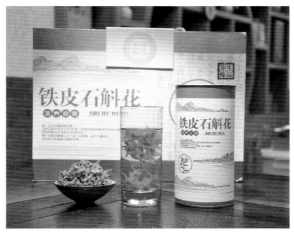

铁皮石斛产品

【主产区】铁皮石斛的道地产区以温州乐清、台州天台、金华武义、杭州临安为中心，核心区域包括浙江（温台地区、金丽衢地区、杭州地区）、云南滇南地区及云南德宏傣族景颇族自治州周边地区。

【丽水产业发展】丽水最早的铁皮石斛家种基地为2010年庆元县松源街道上庄村柳直洋的庆元县恒寿堂基地，此后随着铁皮石斛组培苗大量扩繁，行情上涨，全市各地均有工商资本投入建设基地，面积从2012年的279亩发展到2016年的1 479亩，龙泉、莲都等地发展较快。此后，随着铁皮石斛市场行情回落，部分基地难以支撑逐渐失管。龙泉市科远铁皮石斛专业合作社从2013年就开始引进老梨树，探索在梨树等树上进行铁皮石斛仿野生栽培的生态种植技术，最大程度利用丽水优越的自然环境资源提升铁皮石斛品质，各地基地也开始推广相关仿野生栽培技术。之后，采取编制丽水市地方标准《铁皮石斛活树附生栽培技术规程》（DB 3311/T 22—2020）、开展有机认证和农旅融合等措施提升产品竞争力。浙江龙泉唯珍堂农业科技有限公司和缙云县双峰绿园家庭农场两个铁皮石斛基地被认定为浙江省道地药园。据农业农村相关部门调查数据，2022年全市铁皮石斛种植面积2 961亩，投产面积2 265亩，产量176.24吨，产值13 266.72万元。

参 考 文 献

[1] 李艳冬，赵根，郑鹏华，等．铁皮石斛仿野生贴树栽培技术研究进展[J]．安徽农业科学，2021，49(8)：26-29.

[2] 浙江省食品药品监督管理局．浙江省中药炮制规范[M]．北京：中国医药科技出版社，2015：321.

[3] Tang A X, Zhao T W, Sheng Y J, et al. *Dendrobium officinale* Kimura et Migo: A Review on Its Ethnopharmacology, Phytochemistry, Pharmacology and Industrialization[J]. Evidence-Based Complementary and Alternative Medicine, 2017: 7436259.

[4] 国家药典委员会．中国药典[M]．北京：中国医药科技出版社，2020：295-296.

3　三　叶　青

　　本品为葡萄科崖爬藤属植物三叶崖爬藤 *Tetrastigma hemsleyanum* Diels et Gilg 的干燥块根。三叶青又名金线吊葫芦、蛇附子、石猴子等。

　　【中国药典】无。

　　【史料记载】三叶青为传统民间用药，始载于清代植物学专著《植物名实图考》。该书载药物名为蛇附子，记载："蛇附子产建昌。俚医以治小儿高热、止腹痛，取浆，冲服。"该文献同时记载另一药物名为石猴子，述："石猴子产南安。蔓生细茎，茎距根近处有粗节，手指大，如麦冬，黑褐色。"该特征描述和附图形态与蛇附子极为近似。考证现代文献记载内容，结合此古籍的描述和附图，可认定蛇附子（石猴子）即是三叶青。

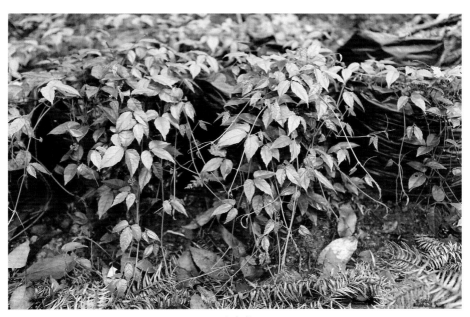

三叶青

　　【植物形态】草质藤本。小枝纤细，有纵棱纹，无毛或被疏柔毛。卷须不分枝，相隔2节间断与叶对生。叶为3小叶，小叶披针形、长椭圆披针形或卵圆披针形；侧脉5～6对，网脉两面不明显，无毛；叶柄长2～7.5厘米，中央小叶柄长0.5～1.8厘米，侧生小叶柄较短，长0.3～0.5厘米，无毛或被疏柔毛。花序腋生，下部有节。果实近球形或倒卵球形；种子倒卵椭圆形，顶端微凹，基部圆钝，表面光滑。花期4—6月，果期8—11月。

【栽培】在自然情况下，三叶青主要生长于海拔300米以上的阴湿山坡、山沟或溪谷旁林下，根茎处要有树叶覆盖，需散光照射和湿润的气候。栽培模式有大田栽培模式和林下仿生套种栽培模式[1]。目前已制定丽水市地方标准规范《三叶青生产技术规程》（DB 3311/ T 53—2020）（附录1）。

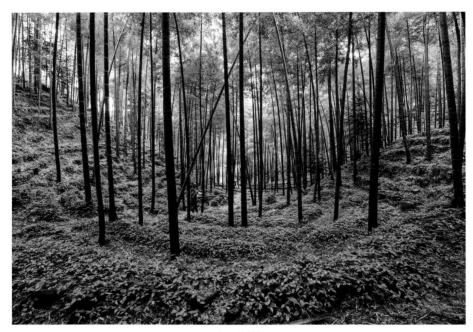

三叶青基地

【采收加工】三叶青种植3～4年后，藤的颜色呈褐色，块根表皮呈金黄色或褐色时可采收，可在晚秋或初冬采挖。取三叶青地下块茎，除去杂质、洗净、干燥或切厚片干燥。

【炮制】取原药，润软，切厚片，干燥。

【药材性状】为类圆形或不规则形的厚片，直径0.5～4厘米。表面棕红色至棕褐色。切面类白色或粉红色。质松脆，粉性。气微，味微甘。

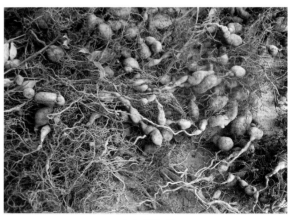

三叶青块茎

【化学成分】三叶青中化学成分种类繁多，研究较多的化合物包括黄酮类、三萜类及甾体类、酚酸类和脂肪酸类等。

其中黄酮类化合物主要有山奈酚、山奈酚-3-O-新橙皮糖苷、芹菜素和槲皮素等，三萜类及甾体类化合物主要有β-谷甾醇、麦角甾醇和蒲公英萜醇等，酚酸类化合物主要有水杨酸、原儿茶酸和绿原酸等，脂肪酸类化合物主要有亚油酸、棕榈酸和油酸等。目前认为黄酮类化合物是其主要的有效活性成分[2]。

【质量标准】根据2015年版《浙江省中药炮制规范》[3]，浸出物不得少于7.5%。

【功效】清热解毒，祛风活血。

【主治】用于小儿高热惊风，百日咳，毒蛇咬伤，肺炎，肝炎，肾炎，风湿痹痛等。

【价格波动】根据天地网的亳州药市，近5年广西、贵州产地三叶青干品统货价格区间为90～160元/千克；丽水种植的三叶青品种于2017年左右开始产新，鲜货价格为300～400元/千克，三叶青冻干粉价格为12～20元/克。

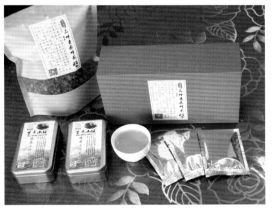

【产品开发】①三叶青茶，可以直接开水冲泡。②三叶青超微粉，可以直接开水冲服。③中成药，三叶青是多种中成药（如华佗风痛宝胶囊、排石利胆胶囊、结石康胶囊等）的主要药味。

【主产区】三叶青的主要产地分布于江苏、浙江、江西、广西、湖北、湖南等地。其中浙江的三叶青药性属上品，和广西、贵州产地价格相差较大。近年来丽水市遂昌县、莲都区、龙泉市等地三叶青种植基地规模不断扩大，主要种植模式有大棚栽培、毛竹林和杉木等林下仿生种植。

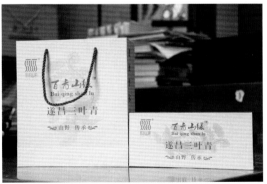

三叶青产品

【丽水产业发展】自20世纪90年代末，人们就开始致力于三叶青野生抚育和仿野生栽培。丽水市从2012年开始开展三叶青野生变家种种植，种植面积从2012年的30亩发展到2022年的6 508亩，遂昌、龙泉等地发展较快，其中遂昌县青苗中草药专业合作社和龙泉市秉松中药材专业合作社的三叶青基地被认定为浙江省道地药园。2019年"遂昌三叶青"成为国家地理标志登记农产品，2020年"遂昌三叶青"获国家农产品地理标志。据农业农村相关部门调查数据，2022年全市三叶青种植面积6 508亩，投产面积2 189亩，产量268.69吨，产值6 707.18万元。

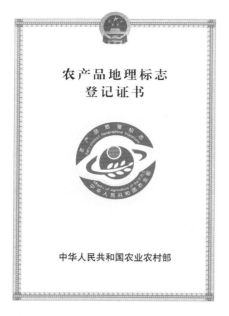
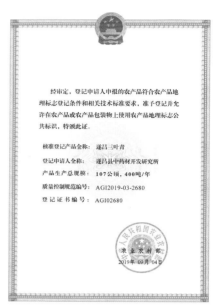

国家农产品地理标志登记产品

参 考 文 献

[1] 梁君瑛，韩素芳，应尚蛟，等. 三叶青遗传资源与栽培技术研究进展[J]. 浙江农业科学，2018，59(6): 966-968.

[2] Ji T, Ji W W, Wang J, et al. A comprehensive review on traditional uses, chemical compositions, pharmacology properties and toxicology of *Tetrastigma hemsleyanum*[J]. Journal of Ethnopharmachology, 2021, 264: 113247.

[3] 浙江省食品药品监督管理局. 浙江省中药炮制规范[M]. 北京：中国医药科技出版社，2015: 5-6.

4　黄　精

本品为百合科植物滇黄精 *Polygonatum kingianum* Coll. et Hemsl.、黄精 *Polygonatum sibiricum* Delar. ex Redoute 或多花黄精 *Polygonatum cyrtonema* Hua 的干燥根茎。黄精又名千年运、山姜。

【中国药典】百合科植物滇黄精、黄精或多花黄精的干燥根茎。按形状不同，习称大黄精、鸡头黄精、姜形黄精。

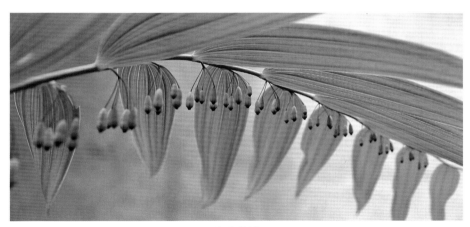
多花黄精

【史料记载】黄精药用始载于东汉末《名医别录》，"黄精，味甘，平，无毒。主补中益气，除风湿，安五脏。久服轻身、延年、不饥。"南北朝时期陶弘景所著的《本草经集注》记载："黄精根如鬼白、黄连，大节而不平。"《神农本草经》记载："久服去面黑黚，好颜色，润泽，轻身，不老。"以上内容应是有关黄精功效较早的记载。

【植物形态】

（1）滇黄精。根状茎近圆柱形或近连珠状，节处有时作不规则菱状。茎高1～3米，顶端攀缘状。叶轮生，每轮3～10枚，条形、条状披针形或披针形。花序具（1～）2～4（～6）花，总花梗下垂，长1～2厘米。浆果红色，直径1～1.5厘米，具7～12粒种子。花期3—5月，果期9—10月。

（2）黄精。根状茎圆柱状，由于节处膨大，因此"节间"一头粗、一头细，在粗的一头有短分枝；茎高50～90厘米，或可达1米以上，有时呈攀缘状。叶轮生，每轮4～6枚，条状抱针形，先端拳卷或弯曲成钩。花序通常具2～4花，呈伞状。浆果直径7～10毫米，黑色，具4～7粒种子。花期5—6月，果期8—9月。

（3）多花黄精。根状茎肥厚，通常连珠状或结块，少有近圆柱形。茎高50～100厘米。叶互生，椭圆形、卵状披针形至矩圆状披针形，少有稍呈镰状弯曲。花序具（1～）2～7（～14）花，伞形。浆果黑色，直径约1厘米，具3～9粒种子。花期5—6月，果期8—10月。

【栽培】黄精生长的自然环境一般在山地灌木丛及林缘处，海拔180～3600米处，具有喜阴、耐寒的特性。黄精的种植模式主要有林下套种和大田种植，丽水多以林下套种为主，包括锥栗林、杉木林、香榧林下套种等多种模式[1]。目前已制定丽水市地方标准规范《香榧林套种多花黄精技术规程》（DB 3311/T 218—2022）和《多花黄精种苗繁育技术规程》（DB 3311/T 191—2021）。

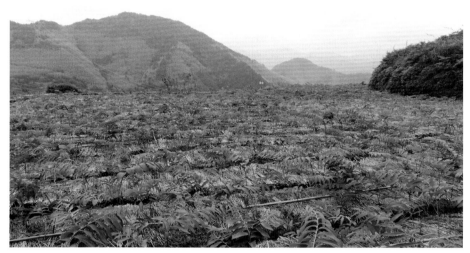
黄精基地

【采收加工】春、秋二季采挖，除去须根，洗净，置沸水中略烫或蒸至透心，干燥。

【炮制】根据2015年版《浙江省中药炮制规范》[2]，取原药，除去杂质，洗净，置适宜容器内，蒸约8小时，焖过夜。如此反复蒸至滋润黑褐色时，取出，晾至半干，切厚片，干燥；或先切厚片，再蒸至滋润黑褐色时，取出，干燥。

【药材性状】为不规则形的厚片，大小不一。表面滋润黑褐色，微具光泽，具皱纹及隆起的环纹，有时可见圆形多数点状维管束的茎痕。切面散生点状维管束。质柔软，断面中心棕色至浅褐色。气似焦糖，味甜，嚼之有黏性。

【化学成分】黄精含有多种化学成分，包括黄精多糖类、皂苷类、黄酮类、生物碱类等，其中黄精多糖类、皂苷类是黄精中的主要成分[3,4]。黄精多糖类化合物主要包括PCPs-1、PCPs-2、PCPs-3和HBSS等；皂苷类化合物包括黄精皂苷A、黄精皂苷B、积雪草苷等。

【质量标准】根据2020年版《中国药典》[5]，水分不得超过18.0 %（通则0832第四法），总灰分不得超过4.0 %（通则2302），重金属及有害元素铅不得超过5毫克/千克，镉不得超过1毫克/千克，砷不得超过2毫克/千克，汞不得超过0.2毫克/千克，铜不得超过20毫克/千克（通则2321），浸出物不得少于45.0 %（通则2201）。

本品按干燥品计算，含黄精多糖以无水葡萄糖（$C_6H_{12}O_6$）计，不得少于7.0%。

【功效】补气养阴，健脾，润肺，益肾。

【主治】用于脾胃气虚，体倦乏力，胃阴不足，口干食少，肺虚燥咳，劳嗽咯血，精血不足，腰膝酸软，须发早白，内热消渴。

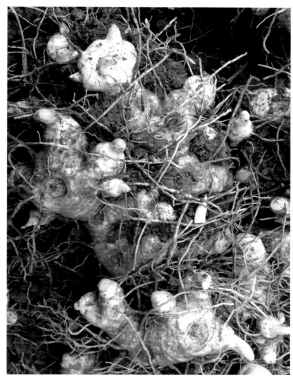

多花黄精块根

【价格波动】根据天地网的亳州药市，近5年四川、云南等产区黄精干品统货价格从45元/千克不断上涨到75元/千克；丽水黄精种苗价格近年也不断提高，从10元/千克涨到26元/千克左右，早期种植基地于2019年开始产新，目前产品主要以野生黄精的九蒸九制为主，结合SC认证，价格为400～600元/千克。

【产品开发】①食品，九蒸九制后直接吃或开水冲泡。②中成药，包括当归黄精膏、益元黄精糖浆、黄精片、黄精养阴糖浆等。③保健品，包括黄精覆益胶囊、西洋参黄精胶囊、太子参黄精胶囊、参芪黄精酒等。

【主产区】黄精主要分布于我国浙江、福建、四川、贵州、湖南、广西等省份。近年来丽水市庆元县、景宁畲族自治县、松阳县、遂昌县等黄精种植基地规模扩大，主要种植模式毛竹林、杉木、香榧等林下仿生态种植模式，此外景宁县开展了高海拔大田稻草覆盖种植，增产效果显著。

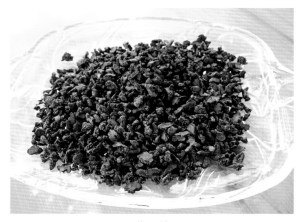

黄 精

【丽水产业发展】近年来，丽水聚焦多花黄精丽水道地特色中药材品种，开展了新品种选育、标准化栽培技术等研究，取得了良好的效果。丽水最早的黄精家种基地为2013年庆元县宜屏都街道余村的锥栗林下套种多花黄精基地，此后全市各地黄精种植基地发展迅速，面积从2013年的180亩迅速发展至2022年的32 195亩，后续发展势头依然迅速。庆元、景宁等地发展较快，其中丽水亿康生物科技股份有限公司、云和县东成家庭农场有限公司、松阳县君凯安农家庭农场和景宁畲翰农业发展有限公司的4个黄精基地被认定为浙江省道地药园。据农业农村相关部门调查数据，2022年全市黄精种植面积32 195亩，投产面积6 675亩，产量1 468.36吨，产值9 698.36万元。

参 考 文 献

[1] 陈风雷，孟德玉，王洪军，等. 不同树种林下套种黄精种植技术初探[J]. 湖北农业科学，2021，60(7)：77-79.

[2] 浙江省食品药品监督管理局. 浙江省中药炮制规范[M]. 北京：中国医药科技出版社，2015：86.

[3] 刘爽，胡舒婷，贾巧君，等. 黄精的化学组成及药理作用的研究进展[J]. 天然产物研究与开发，2021，33(10)：1783-1796.

[4] Zhao P, Zhao C C, Li X, et al. The genus *Polygonatum*: A review of ethnopharmacology, phytochemistry and pharmacology[J]. Journal of Ethnopharmacology, 2018, 214: 274-291.

[5] 国家药典委员会. 中国药典[M]. 北京：中国医药科技出版社，2020：319-320.

5 覆 盆 子

本品为蔷薇科植物华东覆盆子（掌叶覆盆子）*Rubus chingii* Hu 的干燥果实。

【中国药典】蔷薇科植物华东覆盆子的干燥果实。

【史料记载】"覆盆"二字最早见于《神农本草经》，作为蓬藟的别名列于其条下；后《名医别录》单独列出，名覆盆子，并列为上品；明朝陈嘉谟在《本草蒙筌》阐明了覆盆子与蓬藟并非同一植物，《本草纲目》又进行了确认，才将二者区分开。覆盆子历来为温肾助阳之要药，古典多有记载。《本草新编》云："覆盆子遇补气之药，不可与人参争雄；遇补血之药，不可与当归争长；遇补精之药，不可与熟地争驱；遇补脾之药，不可与白术争胜。殆北面之贤臣，非南面之英主也。故辅佐赞襄，必能奏最以垂勋，而不能独立建绩矣。"

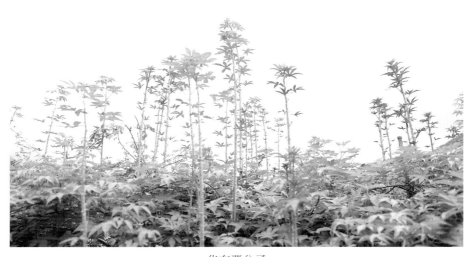

华东覆盆子

【植物形态】落叶灌木，高1.5～3米。枝细圆，红棕色，无毛；幼枝绿色，有白粉，具稀疏、微弯曲的皮刺，长4～5毫米。单叶，近圆形，直径4～9厘米，两面仅沿叶脉有柔毛或几无毛，基部心形，具5～7掌状深裂，中裂片较大，裂片椭圆形或菱状卵形，先端渐尖，叶缘具重锯齿，基出掌状五出脉；叶柄长2～5厘米，微具柔毛或无毛，疏生小皮刺。单花腋生，直径2～3厘米；花梗长2～3.5厘米，无毛；萼筒毛较稀或近无毛，萼片卵形或卵状长圆形，先端具长凸尖，两面密被短柔毛；花白色；雄蕊多数，花丝宽扁；雌蕊多数，具柔毛。聚合果近球形，直径1.5～2厘米，熟时红色，小核果密被白色柔毛。花期3—4月，果期5—6月。

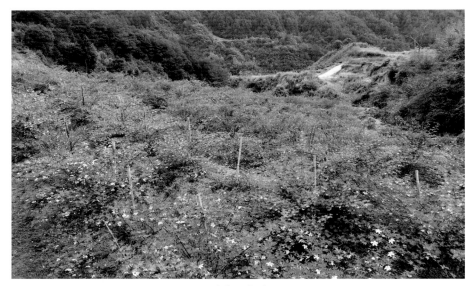

覆盆子基地

【栽培】覆盆子喜冷凉气候，忌炎热，喜光忌暴晒。以土质疏松肥沃，湿润不积水，土层深厚，弱酸性至中性的沙壤土或红壤土为宜，pH宜为5.5～7.0，有机质含量1.5%以上。不耐涝，根际忌积水，雨季注意田间排水。此外，空气质量与水质量应分别符合《环境空气质量标准》第1号修改单（GB 3095—2012/XGI—2018）和《农田灌溉水质标准》（GB 5084—2021）中的二级标准及以上。

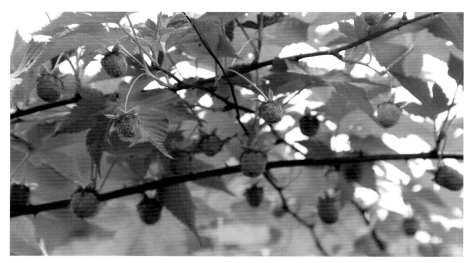

覆盆子

【采收加工】夏初果实由绿变绿黄时采收，除去柄、叶，置沸水中略烫或略蒸，取出，干燥。

【炮制】采收后除去柄、叶，置沸水中略烫或略蒸，取出，干燥。

【药材性状】本品为聚合果，由多数小核果聚合而成，呈圆锥形或扁圆锥形，高0.6～1.3厘米，直径0.5～1.2厘米。表面黄绿色或淡棕色，顶端钝圆，基部中心凹入。宿萼棕褐色，下有果柄痕。小果易剥落，每个小果呈半月形，背面密被灰白色茸毛，两侧有明显的网纹，腹部有突起的棱线。体轻，质硬。气微，味微酸涩。

【化学成分】覆盆子中主要含有黄酮类、酚酸类、萜类、生物碱类、苯丙素类及甾醇类等化合物成分[1, 2]。其中黄酮类化合物含量较多，主要有椴树苷、金丝桃苷、槲皮素、山奈酚-3-O-芸香糖苷、覆盆子素B等。酚酸类化合物主要有鞣花酸、莽草酸、覆盆子酮、没食子酸等。萜类化合物主要有覆盆子苷F1、覆盆子苷F2、覆盆子苷F3、覆盆子苷F4、覆盆子苷F5、熊果酸、齐墩果酸、覆盆子酸、乌苏酸等。

【质量标准】根据2020年版《中国药典》[3]，水分不得超过12.0%（通则0832第二法）；总灰分不得超过9.0%（通则2302）；酸不溶性灰分不得超过2.0%（通则2302）；浸出物不得少于9.0%（通则2201）。

本品按干燥品计算，含鞣花酸（$C_{14}H_6O_8$）不得少于0.20%，含山奈酚-3-O-芸香糖苷（$C_{27}H_{30}O_{15}$）不得少于0.03%。

【功效】益肾固精缩尿，养肝明目。

【主治】用于遗精滑精，遗尿尿频，阳痿早泄，目暗昏花。

【价格波动】根据天地网的亳州药市，近5年覆盆子干品统货价格从2016年180元/千克上涨到2017年的310元/千克高点，后不断大跌到2020年的43～45元/千克低点，2021年产新后价格开始触底反弹到80～90元/千克；丽水部分基地覆盆子鲜果采摘，价格稳定在60～80元/千克。

【产品开发】①中成药，覆盆子是多种中成药（如五子衍宗丸、五子衍宗胶囊、补益覆盆子丸等）的组成要药。②保健品，如鸿茅牌鸿茅健酒、三好牌德邦片、福圣元牌覆参片等。③茶品，如覆盆子粉、覆盆子固体饮料、覆盆子康养饮片等。

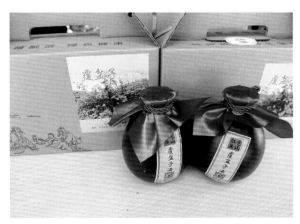

覆盆子酒

【主产区】覆盆子多生于山坡灌丛，路边阳处，赣东北及浙江为主要分布区。当前市场流通中，华东掌叶覆盆子以浙江淳安为主产区，次产区有安徽宣城、福建福鼎等地。近年来丽水市莲都区、青田县、景宁畲族自治县等覆盆子种植基地规模不断扩大。

　　【丽水产业发展】丽水各地覆盆子野生资源丰富，且以掌叶覆盆子居多。最早家种基地为2011年缙云、庆元等地，随着市场行情的升温，家种面积从2014年的205亩迅速发展至2022年的24 892亩，莲都、青田等地发展较快。2014年莲都区"本润"覆盆子获得全国首批"国家生态原产地保护产品"以及农业部绿色食品认证，2017年编制了浙江省地方标准《掌叶覆盆子生产技术规程》（DB 33/T 2076—2017）。2018年成立了丽水市覆盆子行业协会，2020年成功申请了"丽水覆盆子"国家地理标志证明，2021年"丽润1号"无刺覆盆子入选国家林业和草原局的植物新品种权名单。据农业农村相关部门调查数据，2022年全市覆盆子种植面积24 892亩，投产面积19 050亩，产量1 783.66吨，产值13 857.4万元。

参 考 文 献

[1] 管咏梅，屈宝华，王慧，等.中药覆盆子及其成熟果实研究进展[J].中华中医药学刊，2023，41(1):1-5.

[2] 程丹，李洁，周斌，等.覆盆子化学成分与药理作用研究进展[J].中药材，2012，35 (11): 1873-1876.

[3] 国家药典委员会.中国药典[M].北京:中国医药科技出版社，2020: 399-340.

6　处州白莲

本品为睡莲科植物莲*Nelumbo nucifera* Gaertn.的干燥成熟种子。处州白莲又名莲子、莲实、莲肉、藕实等。

【中国药典】莲子：睡莲科植物莲的干燥成熟种子。

【史料记载】莲最早以"荷"记载于《诗经》，最早的药用记载于《神农本草经》，列为上品，有"藕实茎"及"水芝丹"之名。《神农本草经》记载："味甘，平，主补中养神，益气力，除百疾。久服，轻身，耐老、不饥、延年。"魏晋时期增加了"莲实"这一名称并一直沿用至唐宋时期，明代开始多以"莲子"为名，到了清代，人们广泛接受了"莲子"这一名称并沿用至今。莲子，长于补脾止泻、养心安神，用于治疗脾虚失眠等症，自古以来都是药食两用的佳品，其功效古今基本一致。

莲子在丽水市莲都区种植有悠久的历史，《处州府志》中载："其濠阔处，半植荷芰，名荷塘。"丽水古称处州，城因莲形，故谓莲城。早在南宋，著名诗人范成大在处州任郡守时，因爱处州白莲而在府内构筑"莲城堂"赏荷品莲。大戏剧家汤显祖任处州府遂昌县令时，因莲亦多诗涉"莲城"。至清嘉庆六年（1802年），处州白莲成为皇家贡品，被称"贡莲"。从此，这块土地上种植的白莲，成了一道特别的风景。

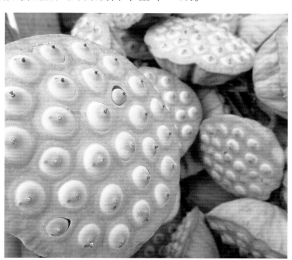

处州白莲莲子

【植物形态】多年生水生草本。根状茎横生，肥厚，节间膨大，有多数纵行通气孔道，节部缢缩，上生黑色鳞叶，下生须状不定根。叶圆形，盾状，直径25～90厘米，全缘稍呈波状，上面光滑，具白粉，下面叶脉从中央射出，有1～2次叉状分枝；叶柄粗壮，圆柱形，中空，外面散生小刺。花梗和叶柄等长或稍长，也散生小刺；花直径10～20厘米，美丽，芳香。坚果椭圆形或卵形，长1.8～2.5厘米，果皮革质，坚硬，熟时黑褐色；种子（莲子）卵形或椭圆形，长1.2～1.7厘米，种皮红色或白色。花期6—8月，果期8—10月。

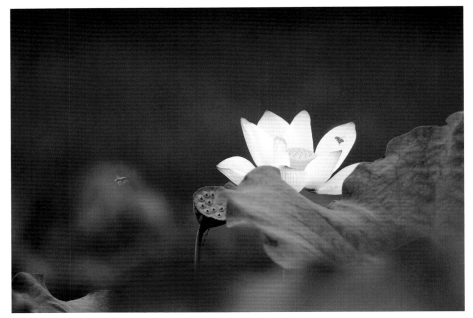

处州白莲花

【**栽培**】产地要求海拔300米以下，水源充足，远离污染，阳光充沛，但应避免在风口区域。莲田选择疏松肥沃，田底平整，排灌方便，保水性好的有机质丰富水田。藕田要求2年以上应进行轮换，提倡水旱轮作、换茬[1]。目前已制定丽水市地方标准规范《处州白莲生产技术规范》（DB 3311/T 18—2022）。

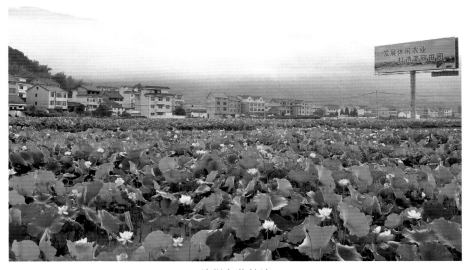

处州白莲基地

【采收加工】宜在7月上旬至10月中旬采收。当莲蓬八分熟,莲子与莲蓬孔格稍分离时采摘。当天采摘后将莲子从莲蓬孔格内剥出,剥净果皮和种皮,捅去莲子中间的莲芯(胚芽)后,洗净残余莲膜、胚芽等粘黏物,沥干后烘干。

【炮制】根据2015年版《浙江省中药炮制规范》[2],取原药,投入沸水中略烫,取出,润软,破开,去芯,干燥,用时捣碎。

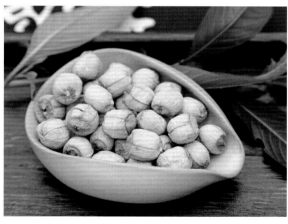

处州白莲莲子

【药材性状】呈椭圆形或类球形,长1.2~1.8厘米,直径0.8~1.4厘米。表面淡黄棕色至红棕色,有细纵纹和较宽的脉纹。一端呈乳头状突起,色较深,多有裂口。种皮薄,不易剥离。子叶2枚,黄白色,腹面具1纵凹槽。质硬。气微,味甘、微涩。

【化学成分】莲子中所含的化学成分主要包括生物碱类、黄酮类等[3, 4]。其中生物碱类化合物主要有N-甲基巴婆碱、水苏碱和左旋肉碱等;黄酮类化合物主要有牡荆素、牡荆素-2-O-鼠李糖苷、木犀草素-7-O-新橘皮糖苷和鼠李素等。除了含有生物碱类和黄酮类之外,还含有其他化学成分,如有机酸类、甾醇类、萜类等。

【质量标准】根据2020年版《中国药典》[5],水分不得超过14.0%(通则0832第二法);总灰分不得超过5.0%(通则2302);黄曲霉毒素照真菌毒素测定法(通则2351)测定,本品每1 000克含黄曲霉毒素B_1不得超过5微克,黄曲霉毒素G_2、黄曲霉毒素G_1、黄曲霉毒素B_2和黄曲霉毒素B_1总量不得超过10微克。

【功效】补脾止泻,止带,益肾涩精,养心安神。

【主治】用于脾虚泄泻,带下,遗精,心悸失眠。

【价格波动】近5年处州白莲莲子干品价格在50~70元/千克区间波动,部分基地鲜莲蓬销售12~18元/千克。

【产品开发】①食品,莲子作为一种多功能食品,已开发出饮料、酸奶、罐头等多种食用产品。②中成药,有以莲子为组方的中成药处方(如启脾丸、女珍颗粒、心脑静片、人参健脾片等)。③保健品,有含莲子的卫食健字号的保健食品。

【主产区】处州白莲为莲都区国家地理标志保护产品,主要分布在莲都区老竹镇、丽新乡、碧湖镇、大港头镇等地。莲都区浓厚的历史底蕴与处州白莲发展紧密融合。

【丽水产业发展】自2008年以来莲都区委区政府高度重视处州白莲产业培育发展。2012年开始莲都区每年都举办处州白莲节,打造"处州白莲"这张"金名片",打响莲都特色文化品牌,推动白莲养生休闲旅游业发展。全市种植面积从2012年的2 053亩稳步增加到2022年的6 800亩。2014年编制市地方标准《处州白莲生产技术规范》,2015

年出台产业政策扶持白莲基地和生态精品园发展，2020年出台《关于加快莲鸭共生农业特色产业发展实施方案》，构建"一亩田、百斤莲、千斤蛋、万元钱"的"莲鸭共生"农业特色产业体系，2020年"处州白莲"获国家地理标志登记农产品，2021年"处州白莲"获农产品地理标志授权主体。据农业农村相关部门调查数据，2022年全市处州白莲种植面积6 800亩，投产面积6 800亩，产量394.04吨，产值3 023.3万元。

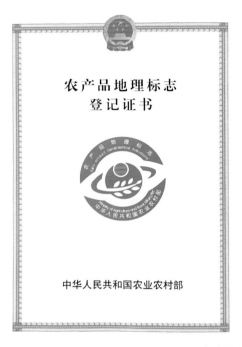 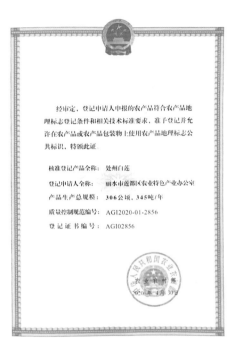

农产品地理标志

参 考 文 献

[1] 叶勇淼. 处州白莲高效栽培技术研究初报 [J]. 中国园艺文摘，2014, 30(4): 41-42.

[2] 浙江省食品药品监督管理局. 浙江省中药炮制规范 [M]. 北京: 中国医药科技出版社，2015: 154-155.

[3] 黄秀琼，卿志星，曾建国. 莲不同部位化学成分及药理作用研究进展 [J]. 中草药，2019, 50 (24): 6162-6180.

[4] Paudel K R, Panth N. Phytochemical profile and biological activity of *Nelumbo nucifera*[J]. Evidence-Based Complementary and Alternative Medicine, 2015: 789124.

[5] 国家药典委员会. 中国药典 [M]. 北京: 中国医药科技出版社，2020: 285.

7　食　凉　茶

本品为蜡梅科蜡梅属植物柳叶蜡梅*Chimonanthus salicifolius* Hu 或浙江蜡梅 *Chimonanthus zhejiangensis* M. C. Liu的干燥叶。食凉茶又名食凉餐、食凉青、石凉撑、山蜡茶、黄金茶等。

【中国药典】 无。

【史料记载】 据《本草纲目》记载，蜡梅属植物能够"生津、解暑"。《中国蜡梅》记载："蜡梅的根、茎、叶、花、蕾、果均可入药，根皮外用可治刀伤出血，根可治风寒感冒、腰肌劳损、风湿关节炎、瘰疬、疝气、肺脓病等症；花蕾及花可解暑热，有治头晕、呕吐、气郁胃闷、麻疹、百日咳等病症的功效；花浸油制成的蜡梅花油可治烧伤、烫伤和中耳炎等症；果实有健脾、壮胃、止泻的功效，常用于治疗腹泻、久痢等病症。"《中国药典》（1977年版）记载，"山蜡梅"及其制剂"山蜡梅茶"具有"解表祛风，理气化痰，醒脾化浊"的功效，可用于防治感冒和流行性感冒。此外，《全国实用中成药手册》《全国中草药汇编》也记载了黄金茶性凉，功能清热解毒、解表祛风、可助消化、治感冒、治疗慢性气管炎，对高血压也有一定疗效。

【植物形态】

（1）柳叶蜡梅。半常绿灌木，高达3米；小枝细，被硬毛。叶对生，叶片纸质或薄革质，呈长椭圆形、长卵状披针形、线状披针形，先端钝或渐尖，基部楔形，全缘，上面粗糙，下面灰绿色，有白粉，被柔毛；叶柄被短毛。花单生叶腋，稀双生，淡黄色。果托梨形，先端收缩，瘦果长1～1.4厘米，深褐色，被疏毛，果脐平。花期10—12月，果期翌年5月。

（2）浙江蜡梅。常绿灌木，全株

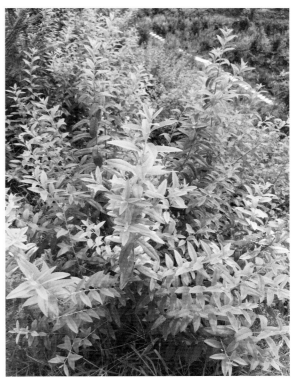

柳叶蜡梅

具香气。叶片革质，卵状椭圆形、椭圆形，先端渐尖，基部楔形或宽楔形，上面光亮，深绿色，下面淡绿色，无白色或偶见嫩叶稍具白粉，均无毛。花单生叶腋，少有双生，淡黄色。果托薄而小，多钟形，外网纹微隆起，先端微收缩；瘦果椭圆形，有柔毛，暗褐色。花期10—12月，果期翌年6月。

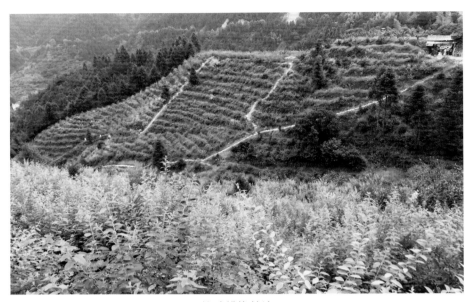

柳叶蜡梅基地

【栽培】柳叶蜡梅和浙江蜡梅主要生长在河谷两岸常绿林下狭长沟地，为浅根性耐阴树种，幼苗喜阴，需要70%～80%的荫蔽，忌烈日直射，成龄树在较多阳光下才能正常生长。生长适宜温度为12～35℃，最适温度为18～30℃，能耐-15℃的短期低温。喜湿润，忌水，雨水过多引起根腐叶烂。以排水和透气性良好、土层疏松深厚、肥沃湿润、土壤pH为5.5～6.5的泥灰岩土壤、沙质壤土或富含腐殖质的沙质壤土为好。目前已制定丽水市地方标准规范《柳叶蜡梅生产技术规程》（DB 3311/T 31—2019）（附录2）

【采收加工】夏秋两季叶茂盛时采收，除去杂质。

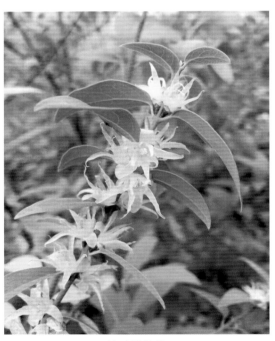

柳叶蜡梅花

【炮制】根据2015年版《浙江省中药炮制规范》[1]，取原药除去杂质，抢水洗，切断，阴干或低温干燥。

【药材性状】

（1）柳叶蜡梅。叶多皱缩，纸质或薄革质。完整叶展平后呈长卵状披针形或三角形、长椭圆形或者线状披针形、长2.5～14厘米。表面灰绿色、黄绿色或浅棕绿色，先端钝尖或渐尖，基部楔形、全缘、两面粗糙、下面具白粉，叶脉及叶柄被短毛。质脆，搓之易碎。气味清香，味微苦而辛凉。

（2）浙江蜡梅。叶多卷曲，革质或薄革质。完整叶展平后呈卵状椭圆形或椭圆形，长3～16厘米。深绿色、黄绿色或浅棕绿色，先端细长渐尖、基部楔形或宽楔形，全缘、上面具光泽，下面无白粉或微具白粉，无毛，质脆。气味清香，味辛凉、微涩。

【化学成分】食凉茶的化学成分研究主要集中于挥发油成分，仅有少量文献报道黄酮类、香豆素类、生物碱类等非挥发性成分[2]。其中，黄酮类主要有山奈酚、山奈酚-3-O-葡萄糖苷、山奈酚-3-O-芸香糖苷、槲皮素等；香豆素类主要有异嗪皮啶、6，7，8-三甲氧基香豆素、chimsalicifoliusin A、chimsalicifoliusin B、chimsalicifoliusin C等。柳叶蜡梅挥发油以烯烃类物质为主，其次是有机酸类、醇类、酯类、酮类等，主要有桉油精、α-萜品烯醇、β-蒎烯、芳樟醇、α-松油醇等。浙江蜡梅挥发油成分主要为1，8-桉叶素、樟脑、喇叭烯环氧化物-（I）、芳樟醇等[3]。

【质量标准】根据2015年版《浙江省中药炮制规范》[1]，水分不得超过12.0%，总灰分不得超过11.0%。

本品含挥发油不得少于2.0%（毫升／克）。

【功效】祛风解表，清热解毒，理气健脾，消导止泻。

【主治】用于风热表证，脾虚食滞，泄泻，胃脘痛，嘈杂，吞酸。

【价格波动】丽水食凉茶主要通过民间草药店销售，此外规模化基地如松阳碧岚食凉茶主要销往市中医院、康宁医药等公司，老叶干品的价格稳定在80～90元／千克，嫩叶制作的食凉茶价格按不同等级分价格在120～240元／千克区间。

【产品开发】①含食凉茶组方的医院制剂，如降脂轻身茶、脾胃舒胶囊等。②袋泡茶，作为家常茶叶饮用。③食品，如压片糖果等食字号产品。

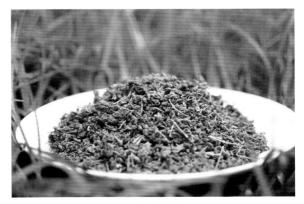

柳叶蜡梅茶

【主产区】柳叶蜡梅主要分布在浙江莲都、松阳、景宁、云和、遂昌、建德、开化等地，浙江蜡梅主要分布在浙江龙泉、庆元、遂昌、青田、平阳，以及福建等地。

【丽水产业发展】丽水柳叶蜡梅野生资源丰富，在民间具有悠久的使用历史，是著名民间传统复方茶饮松阳端午茶的主要药材之一，也是景宁畲族医药的重要一味。据农业部门数据最早家种基地为2011年松阳县碧岚中药材专业合作社在大东坝镇灯塔村发展种植的200亩基地，此后景宁、青田、庆元等地有零星种植，松阳碧岚食凉茶主要销往市中医院等地，种植效益比较稳定，亩经济效益在4 000 ~ 6 000元，2015年至今全市种植面积稳定在700亩左右，主要集中在松阳县。2014年4月国家卫生和计划生育委员会批准柳叶蜡梅为新食品原料，2015年版《浙江省中药炮制规范》将食凉茶以畲族习用药材名义收载。2014年食凉茶柳叶蜡梅种植的丽水市地方标准《柳叶蜡梅栽培技术规程》（DB 3311/T 31—2014）发布，并于2019年修订为《柳叶蜡梅生产技术规程》（DB 3311/T 31—2019）。近年来浙江康宁、贝尼菲特等医药企业积极开发了食凉茶中药饮片、配方颗粒、以提取物为原料的精油和固体饮料等深加工产品，有力推动了食凉茶产业的发展。据农业农村相关部门调查数据，2022年全市食凉茶种植面积900亩，投产面积750亩，产量265.85吨，产值544.10万元。

参 考 文 献

[1] 浙江省食品药品监督管理局.浙江省中药炮制规范[M].北京:中国医药科技出版社,2015: 280-281.

[2] 徐金标、潘俊杰、吕群丹、等.蜡梅科植物化学成分及其药理活性研究进展[J].中国中药杂志,2018, 43(10): 1957-1968.

[3] 陈建烟,刘超兰,李永裕,等.浙江蜡梅叶片挥发油提取工艺优化及成分分析[J].西部林业科学, 2020,49(2): 24-29.

8　薏苡仁

　　本品为禾本科植物薏米 *Coix lacryma-jobi* L. var. *ma-yuen*（Roman.）Stapf的干燥成熟种仁。薏苡仁又名薏米、米仁、薏仁等。

　　【中国药典】禾本科植物薏米的干燥成熟种仁。

　　【史料记载】薏苡仁药用地位相当高，始载于《神农本草经》，列为上品。《名医别录》记载："除筋骨邪气不仁，利肠胃，消水肿，令人能食。"《神农本草经》记载："薏苡仁，味甘，微寒。主筋急拘挛，不可屈伸，风湿痹，下气。久服，轻身益气。"《食疗本草》记载："性平，去干湿脚气。"《本草纲目》云："薏苡仁阳明药也，能健脾、益胃。虚则补其母，故肺痿肺痈用之。筋骨之病，以治阳明为本，故拘挛筋急，风痹者用之。"

　　【植物形态】一年生粗壮草本，须根黄白色，海绵质，直径约3毫米。秆直立丛生，高1～2米，具10多节，节多分枝。叶鞘短于其节间，无毛；叶舌干膜质，长约1毫米；叶片扁平宽大，开展，基部圆形或近心形，中脉粗厚，在下面隆起。总状花序腋生成束，长4～10厘米，直立或下垂，具长梗。雌小穗位于花序之下部，外面包以骨质念珠状总苞，总苞卵圆形。

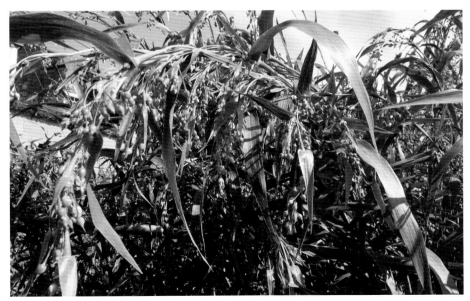

薏苡仁

【栽培】薏苡仁喜欢温暖湿润气候，怕干旱，耐肥，生长期长，适生范围较广，各类土壤均可种植，对盐碱地的盐害和沼泽地的潮湿耐受性较强，但以向阳、肥沃的壤土或黏壤土栽培为宜。薏米忌连作，也不宜与禾本科作物轮作。在潮湿的水稻田中栽培，特别在抽穗扬花期保持浅水层，可显著增产[1]。

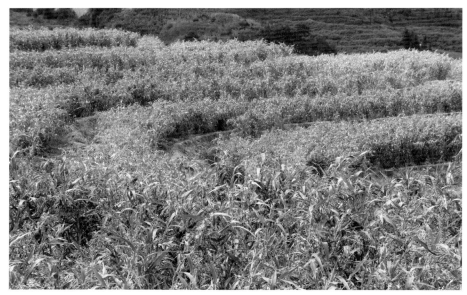

薏苡仁基地

【采收加工】秋季果实成熟时采割植株，晒干，打下果实，再晒干，除去外壳、黄褐色种皮和杂质，收集种仁。

【炮制】根据2015年版《浙江省中药炮制规范》[2]，炒薏苡仁制作，即取薏苡仁饮片，照清炒法炒至表面黄色，微具焦斑，开裂时，取出，摊凉。

【药材性状】本品呈宽卵形或长椭圆形，长4～8毫米，宽3～6毫米。表面乳白色，光滑，偶有残存的黄褐色种皮；一端钝圆，另一端较宽而微凹，有1个淡棕色点状种脐；背面圆凸，腹面有1条较宽而深的纵沟。质坚实，断面白色，粉性。气微，味微甜。

【化学成分】薏苡仁含有多种活性成分，主要包括脂肪酸及其脂类、内酰胺类、三萜类、多糖类、黄酮类和甾醇类等化合物[3]。其中脂肪酸及其脂类化合物主要为甘油三酯类，占薏苡仁油脂的85%左右，其次为甘油单酯、甘油二酯和脂肪酰烃酯，还含有部分游离脂肪酸（肉豆蔻酸、棕榈酸、壬二酸、硬脂酸、油酸、亚油酸等）。内酰胺类化合物包括薏苡仁内酯、薏苡仁素、Coixspirolactam A、Coixspirolactam B、Coixspirolactam C等。

【质量标准】根据2020年版《中国药典》[4]，杂质不得超过2%（通则2301）；水分不得超过15.0%（通则0832第二法）；总灰分不得超过3.0%（通则2302）；每1 000克含黄曲霉毒素B_1不得超过5微克，含黄曲霉毒素G_2、黄曲霉毒素G_1、黄曲霉毒素B_2和黄曲霉毒素B_1的总量不得超过10微克（通则2351）；每1 000克含玉米赤霉烯酮不得超过500微克（通则2351）；浸出物不得少于5.5%（通则2201）。

本品按干燥品计算，含甘油三油酸酯（$C_{57}H_{104}O_6$），不得少于0.50%。

【功效】利水渗湿，健脾止泻，除痹，排脓，解毒散结。

【主治】用于水肿，脚气，小便不利，脾虚泄泻，湿痹拘挛，肺痈，肠痈，赘疣，癌肿。

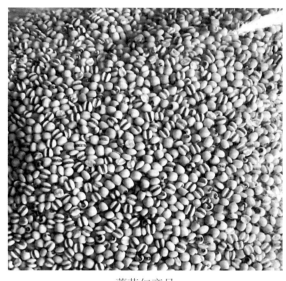
薏苡仁产品

【价格波动】根据天地网的亳州药市，近5年贵州产地薏苡仁价格从2016年的10元/千克上涨到2020年产新前的18.5元/千克，后开始下跌到2021年的12元/千克左右，越南等地的进口价格同一时期每千克低2元；丽水缙云本地薏苡仁谷收购价15～18元/千克，薏苡仁售价30～35元/千克，品牌包装销售38～42元/千克。

【产品开发】①中成药，薏苡仁油。②膏方，如茯苓薏仁膏、红枣薏仁芡实膏等。③食品，如薏苡仁糖、薏米饼干、薏米蛋糕、薏米茶等。④保健品，如固体饮料，养生茶等。

【主产区】在中国、印度、越南、缅甸、泰国、菲律宾、马来西亚、日本等国家均有广泛种植。我国除青海、宁夏、甘肃等省份未见报道外，全国各省份均有分布种植，主要分布在浙江、湖南、河南、河北、江苏、贵州、福建等省，主产于浙江泰顺、缙云、福建浦城及贵州兴仁、锦屏等地。浙江省常年种植面积约1万亩，浙江目前先后育成浙薏1号、浙薏2号两个新品种，并推广种植。

【丽水产业发展】丽水缙云薏苡仁栽培历史悠久，早在元至正八年（1348年）编撰的《仙都志》中就有"薏苡仁"的记载，生产品种以当地农家种"缙云米仁"最为突出。多年来"缙云米仁"以色白、粒大、质糯、口感佳而享誉省内外，药份含量也较高，常年被浙江康莱特制药公司大量收购，产品供不应求，屡获浙江省农博会金奖，2013年"缙云米仁"获国家地理标志登记保护农产品，2020年"缙云米仁"获农产品地理标志授权主体。近年来全市薏苡仁种植面积随着市场行情波动一般为5 000～6 000亩，随着越南、贵州等地薏苡仁价格偏低的冲击以及本地收购商的减少，预计未来缙云薏苡仁种植面积会逐年减少。据农业农村相关部门调查数据，2022年全市薏苡仁种植面积4 205亩，投产面积4 195亩，产量863.71吨，产值1 185.73万元。

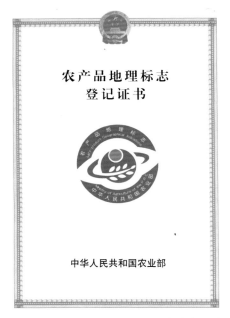
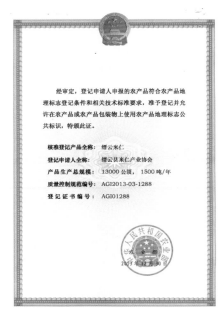

国家农产品地理标志登记产品

参 考 文 献

[1] 吴庆华,书荣昌,林伟.薏苡栽培技术研究进展[J].现代中药研究与实践,2014,28(4):75-78.

[2] 浙江省食品药品监督管理局.浙江省中药炮制规范[M].北京:中国医药科技出版社,2015:177.

[3] 李晓凯,顾坤,梁慕文,等.薏苡仁化学成分及药理作用研究进展[J].中草药,2020,51(21):5645-5657.

[4] 国家药典委员会.中国药典[M].北京:中国医药科技出版社,2020:393-394.

9 皇 菊

本品为菊科菊属植物菊*Chrysanthemum morifolium* Ramat.的干燥头状花序。

【中国药典】 菊科植物菊的干燥头状花序。

【史料记载】 菊始载于《神农本草经》，列为上品，该书载："菊华，一名节华，味苦平，生川泽。治风头，头眩肿痛，目欲脱，泪出，皮肤死肌，恶风湿痹。久服利血气，轻身耐老延年。"《本草求真》云："甘菊专入肝、肺、肾。其味辛，故能祛风而明目；其味甘，故能保肺以滋水；其味苦，故能解热以除烦。"《得配本草》谓其："一切胸中烦热，血中郁热，四肢游风，肌肤湿痹，头目眩晕者，俱无不治。"甘菊即药用菊花。

【植物形态】 多年生草本，高60 ~ 150厘米。茎直立，分枝或不分枝，被柔毛。叶卵形至披针形，长5 ~ 15厘米，羽状浅裂或半裂，有短柄，叶下面被白色短柔毛。头状花序直径2.5 ~ 20厘米，单生或数个集生茎枝顶端；外层总苞片绿色，线形，边缘膜质。管状花黄色；舌状花金黄色。瘦果不发育。花期9—11月。

【栽培】 皇菊为短日照植物，喜阳光充足、气候凉爽、通风良好的环境，一般每日不超过10小时光照就能正常现蕾开花。皇菊喜肥，适宜在土壤疏松肥沃、富含腐殖质、排水良好的沙性壤土中生长，较耐旱，能耐寒，忌积涝，忌连作[1]。

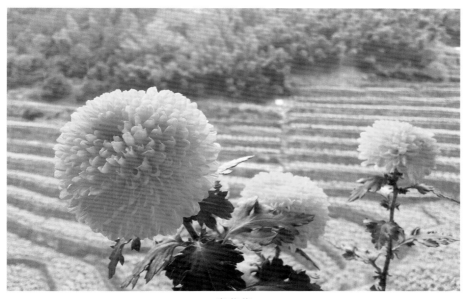

皇菊花

【采收加工】9—11月花盛开时分批采收，阴干或焙干，或熏、蒸后晒干。

【炮制】根据2015年版《浙江省中药炮制规范》[2]，菊花的炮制，取原药，除去总花梗、叶等杂质，筛去灰屑；炒菊花的炮制，取菊花饮片，照清炒法炒至表面黄白色、微具焦斑时，取出，摊凉；菊花炭的炮制，取菊花饮片，照炒炭法炒至浓烟上冒、表面焦黑色时，微喷水，灭尽火星，取出，晾干。

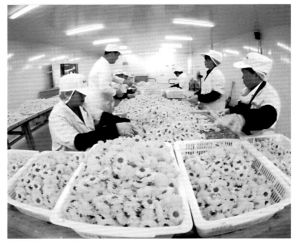

皇菊加工

【药材性状】呈绒球状，直径3~6厘米，厚2.5~4厘米。舌状花金黄色，平展，边缘稍内卷而皱缩，通常无腺点；管状花外露。气清香，味甘、微苦。

【化学成分】皇菊中化学成分主要包括挥发油、黄酮类、苯丙素类、三萜类、氨基酸等[3]。其中挥发油以含氧衍生物和倍半萜（萜烯、萜醇、萜酮）为主，如樟脑、龙脑、芳樟醇。黄酮类化合物主要有芹菜素及其苷类、木犀草素及其苷类、金合欢素及其苷类、香叶木素及其苷类、山奈酚、槲皮素、蒙花苷等。苯丙素类主要有绿原酸、咖啡酸、阿魏酸、3，4-O-二咖啡酰基奎宁酸、4，5-O-二咖啡酰基奎宁酸、3，5-O-二咖啡酰基奎宁酸、3，4，5-O-三咖啡酰基奎宁酸等。三萜类化合物主要有棕榈酸16β，28-二羟基羽扇醇酯、假蒲公英甾醇酯、蒲公英甾醇等。

【质量标准】根据2020年版《中国药典》[4]，水分不得超过15.0%。

本品按干燥品计算，含绿原酸（$C_{16}H_{18}O_9$）不得少于0.20%，含木犀草苷（$C_{21}H_{20}O_{11}$）不得少于0.080%，含3，5-O-二咖啡酰基奎宁酸（$C_{25}H_{24}O_{12}$）不得少于0.70%。

【功效】散风清热，平肝明目，清热解毒。

【主治】用于风热感冒，头痛眩晕，目赤肿痛，眼目昏花，疮痈肿毒。

【价格波动】皇菊产品价格以轩德皇菊企业自定采取分小花、中花和大花等不同级别销售模式，多年来价格稳定，如小花价格为1 360元/千克，中花价格为2 760元/千克，大花则以10~20元/朵价格销售。

【产品开发】①菊花茶，可以直接开水冲泡。②食品，如菊花饼、菊花酒、菊花糕、菊花月饼等。③药品，如杞菊地黄丸、芎菊上清丸、桑菊感冒片、山菊降压片、菊花七味胶囊、天菊脑安胶囊。④化妆品，如我国台湾阿原桑品牌的菊花护发膜、菊花润发乳以及其他品牌的菊花清爽面膜、菊花清香泡沫洗面奶等。⑤保健品，如丹参菊花茶、菊花枇杷胖大海含片、枸杞子菊花熟地黄胶囊等。

【主产区】皇菊的主要产地分布于江西、浙江、安徽等地，其中丽水主要栽培在青田、莲都、松阳等地。

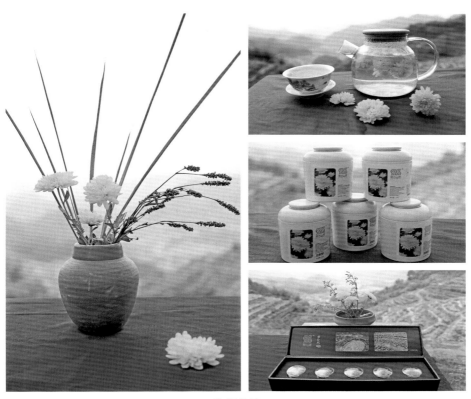

皇菊产品

【丽水产业发展】2013年丽水市轩德皇菊开发有限公司从江西婺源引进120亩皇菊在莲都岩叶平头村发展种植，整个生产过程按绿色有机的农业模式进行管理，采取施有机肥、物理防治虫害、人工除草等措施。此后松阳县象溪镇上梅村、青田县阜山乡陈宅村等地相继引进皇菊种植，如2018年青田阜山种植了千亩皇菊基地，采取"水稻-皇菊"轮作模式，因地制宜发展特色农业，积极创建省级"稻菊"主题特色农业强镇，到2022年全市种植规模达到1 555亩。轩德皇菊产业结合农旅融合，每年基地花开时节都会吸引上万游客前去观赏摄影。丽水市轩德皇菊开发有限公司从2013年莲都区重点农业龙头企业发展到2020年浙江省骨干农业龙头企业，成为丽水市中药材产业发展的标杆企业，轩德皇菊产品在各大农博会获奖颇丰，2019—2021年连续三年成为全国两会浙江代表团用茶、2021年通过中国良好农业规范认证。2021年轩德皇菊制定发布丽水市地方标准《皇菊栽培技术规程》（DB 3311/T 189—2021）。据农业农村相关部门调查数据，2022年全市皇菊种植面积1 555亩，投产面积1 555亩，产量28.49吨，产值3 927.5万元。

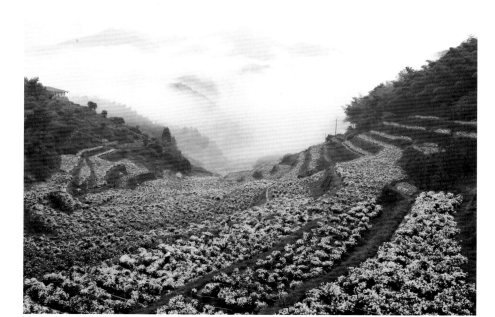

皇菊基地

参 考 文 献

[1] 吴恒祝, 高樟贵, 蒋海陇, 等. 皇菊山地生态高效栽培技术 [J]. 福建林业科技, 2019, 46 (2): 65-67.

[2] 浙江省食品药品监督管理局. 浙江省中药炮制规范 [M]. 北京: 中国医药科技出版社, 2015: 266-267.

[3] 周衡朴、任敏霞、管家齐、等. 菊花化学成分、药理作用的研究进展及质量标志物预测分析 [J]. 中草药, 2019, 50 (19): 4785-4795.

[4] 国家药典委员会. 中国药典 [M]. 北京: 中国医药科技出版社, 2020: 323-324.

CHAPTER 2 | 第二章

处州本草丽九味培育品种

1　重　楼

本品为百合科植物云南重楼*Paris polyphylla* Smith var. *yunnanensis*（Franch.）Hand.-Mazz.或七叶一枝花变种（华重楼）*Paris polyphylla* Smith var. *chinensis*（Franch.）Hara的干燥根茎。重楼又名七叶一枝花、七层塔。丽水地区的药材重楼均为华重楼。

【中国药典】百合科植物云南重楼或七叶一枝花（华重楼）的干燥根茎。

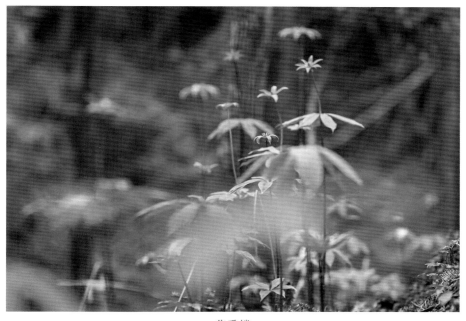

华重楼

【史料记载】重楼原名蚤休，在秦汉时期的《神农本草经》中被列为下品，《滇南本草》首次以"重楼"作为正式药名记载。《本草纲目》记载："重楼金线，处处有之。生于深山阴之地，一茎独上，茎当叶心，叶绿色似芍药，凡二三层，每一层七叶。茎头夏月开花、一花七瓣，有金丝蕊，长三四寸。王屋山产者至五、七层。根如鬼臼、苍术状，外紫中白，有粳、糯二种。"《本草纲目》详细叙述了重楼的植物形态、药材加工方法，对根"有粳、糯二种"的叙述则是已把重楼药材区分为角质重楼和粉质重楼。历版《中国药典》记载重楼药材来源为"云南重楼、七叶一枝花"。现代"七叶一枝花"和"华重楼"通用。

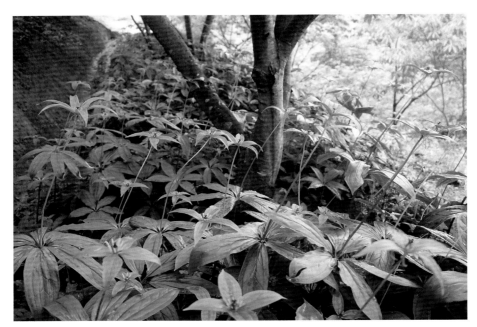

华重楼基地

【**植物形态**】华重楼植株高35～100厘米，无毛。根状茎粗厚，直径达1～2.5厘米，外面棕褐色，密生多数环节和许多须根。茎通常带紫红色，基部有灰白色干膜质的鞘1～3枚。叶（5～）7～10枚，矩圆形、椭圆形或倒卵状披针形；叶柄明显，带紫红色。花梗长5～16（～30）厘米。蒴果紫色，3～6瓣裂开。种子多数，具鲜红色多浆汁的外种皮。花期4—7月，果期8—11月。

【**栽培**】华重楼主要分布于江苏、浙江、安徽、江西、福建等省份，适宜生长于海拔高度为400～1 500米的山地和林地，林地宜选择生长良好的阔叶林、针叶林、针阔混交林等，坡度30°以下，坡向选择阴坡或半阴坡[1]。目前已制定丽水市地方标准规范《华重楼栽培技术规程》（DB 3311/T 165—2021）（附录3）。

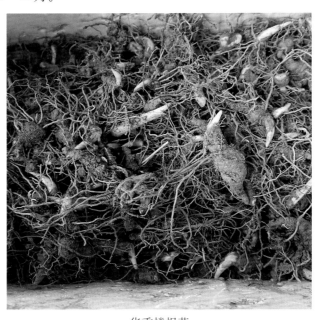

华重楼根茎

【**采收加工**】秋季采挖，除去须根，洗净，晒干。

【**炮制**】根据2015年版《浙江省中药炮制规范》[2]，取原药，除去杂质，大小分档，水浸1～2

小时，洗净，润软，切厚片，干燥；或除去杂质，洗净，干燥，研成细粉。

【药材性状】本品呈结节状扁圆柱形，略弯曲，长5～12厘米，直径1～4.5厘米。表面黄棕色或灰棕色，外皮脱落处呈白色；密具层状突起的粗环纹，一面结节明显，结节上具椭圆形凹陷茎痕，另一面有疏生的须根或疣状须根痕。顶端具鳞叶和茎的残基。质坚实，断面平坦，白色至浅棕色，粉性或角质。气微，味微苦、麻。

【化学成分】华重楼的化学成分主要分为甾体皂苷类、甾醇类、黄酮苷类、三萜皂苷和多糖类等[3]。其中甾体皂苷类物质是根茎中最重要的药用活性成分，按螺甾烷结构中C-25的构型和F环的环合状态，可分为螺甾烷醇型、异螺甾烷醇型、呋甾烷醇型和变形螺甾烷醇型。其中异螺甾烷醇型化合物为主要的活性物质基础，包括重楼皂苷 I 、重楼皂苷 II 、重楼皂苷 VI 、重楼皂苷VII、重楼皂苷H、纤细皂苷、重楼皂苷C 等。

【质量标准】根据2020年版《中国药典》[4]，水分不得超过12.0%（通则0832第二法），总灰分不得超过6.0%（通则2302），酸不溶性灰分不得超过3.0%（通则2302）。

本品按干燥品计算，含重楼皂苷 I （$C_{44}H_{70}O_{16}$），重楼皂苷 II （$C_{51}H_{82}O_{20}$）和重楼皂苷VII（$C_{51}H_{82}O_{21}$）的总量不得少于0.60%。

【功效】清热解毒，消肿止痛，凉肝定惊。

【主治】用于疔疮痈肿，咽喉肿痛，蛇虫咬伤，跌扑伤痛，惊风抽搐。

【价格波动】根据天地网的亳州药市，重楼干品统货价格从2016年770元/千克，不断上涨到2018年1 150元/千克后，逐步回落到2022年的500元/千克，随着种植面积增大，投产面积加大，后续价格估计还会有所回落，然后慢慢趋于稳定。

【产品开发】中成药，重楼是多种成方制剂（云南白药、季德胜蛇药、宫血宁胶囊等）的主要原料。

【主产区】华重楼主产于四川盆地以及长江以南广大区域，以四川、云南、贵州、广西、江西、浙江等地为主。

【丽水产业发展】2012年庆元县最早开始华重楼种植，全市家种面积从2015年种植面积50亩发展到2022年的7 151亩（庆元、龙泉等地为主），发展势头较为强劲。2019年开始庆元县三禾元农业发展有限公司联合丽水市中药材产业发展中心等单位开展华重楼播种、田间管理、施肥、病虫害防治及采收加工等过程标准研究，制定发布了丽水市地方标准《华重楼栽培技术规程》（DB 3311/T 165—2021），该公司的基地也于2020年被认定为浙江省道地药园。2018—2020年龙泉市经济作物站和龙泉市莘野家庭农场承担实施了浙江省农业农村厅第二轮中药材产业团队项目"毛竹林下套种七叶一枝花示范"，初步集成掌握了毛竹林下和大棚种植七叶一枝花的关键技术要点。据农业农村相关部门调查数据，2022年全市华重楼种植面积7 151亩，投产面积300亩，产量40.2吨，产值1 830万元。

参 考 文 献

[1] 王鹏程, 杨振容, 裴锋, 等. 野生华重楼驯化栽培技术[J]. 贵州农业科学, 2018, 46(1): 90-93.

[2] 浙江省食品药品监督管理局. 浙江省中药炮制规范[M]. 北京: 中国医药科技出版社, 2015: 68.

[3] Thapa C B, Paudel M R, Bhattarai H D, et al. Bioactive secondary metabolites in *Paris polyphylla* Sm. and their biological activities: A review[J]. Heliyon, 2022, 8(2): e08982.

[4] 国家药典委员会. 中国药典[M]. 北京: 中国医药科技出版社, 2020: 271-272.

2 百 合

本品为百合科植物卷丹 *Lilium lancifolium* Thunb.、百合 *Lilium brownii* F. E. Brown var. *viridulum* Baker 或细叶百合 *Lilium pumilum* DC.的干燥肉质鳞叶。

【中国药典】百合科植物卷丹、百合或细叶百合的干燥肉质鳞叶。

【史料记载】百合之名始载于秦汉时期《神农本草经》，并以"百合"为正名，后世皆沿用此名称。清代《本草崇原》记载："一种……山丹也。一种……卷丹也。其根皆同百合，皆可煮食，而味不美。盖一类三种，唯白花者入药，余不可用。"《本草易读》记载："根如大蒜，味甘美可食。又有一种与百合相似，其根味颇苦，不堪入药。"《本草备要》记载："花白者入药。"《本经逢原》记载："白花者补脾肺，赤花者名山丹，散瘀血药用之。"《本草从新》记载："花白者入药。"

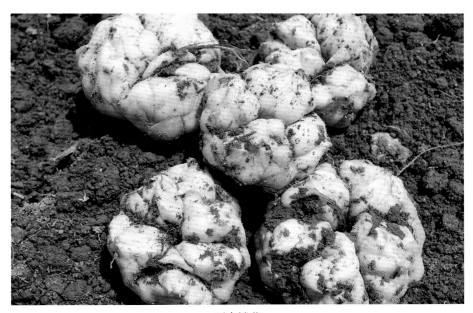

百合鳞茎

【植物形态】

（1）卷丹。鳞茎近宽球形，高约3.5厘米，直径4～8厘米；鳞片宽卵形，白色。茎高0.8～1.5米，带紫色条纹，具白色绵毛。叶散生，矩圆状披针形或披针形，两面近无毛，先端有白毛，边缘有乳头状突起，上部叶腋有珠芽。花3～6朵或更多，下垂，花被片披针形，反卷，橙红色，有紫黑色斑点。蒴果狭长卵形，果期9—10月。

（2）百合。鳞片多数，肉质，卵形或披针形，无节或有节，白色，少有黄色。茎圆柱形，具小乳头状突起或无，有的带紫色条纹。叶通常散生，较少轮生，倒披针形至倒卵形，无柄或具短柄，全缘或边缘有小乳头状突起。花单生或排成总状花序，少有近伞形或伞房状排列；花常有鲜艳色彩，有时有香气。蒴果矩圆形，室背开裂。种子多数，扁平，周围有翅。

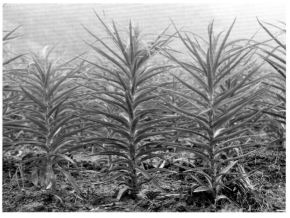

百　合

（3）细叶百合。鳞茎卵形或圆锥形，高2.5～4.5厘米，直径2～3厘米；鳞片矩圆形或长卵形，长2～3.5厘米，宽1～1.5厘米，白色。茎高15～60厘米，有小乳头状突起，有的带紫色条纹。叶散生于茎中部，条形，中脉下面突出，边缘有乳头状突起。花单生或数朵排成总状花序，鲜红色，通常无斑点，有时有少数斑点，下垂。蒴果矩圆形。花期7—8月，果期9—10月。

【栽培】目前已制定丽水市地方标准规范《卷丹百合栽培技术规程》（DB 3311/T 75—2018）（附录4）。卷丹宜栽培于海拔高度为300～1 200米的山地，需疏松肥沃、排水良好的土壤，有水旱轮作、与玉米轮作等栽培方式[1]。

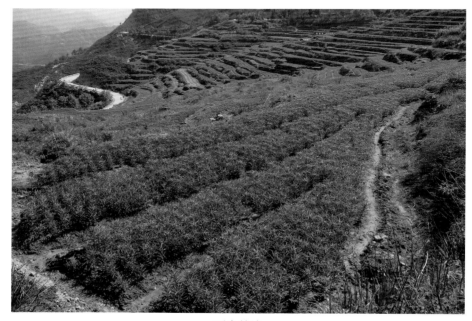

百合基地

【采收加工】秋季采挖，洗净，剥取鳞叶，置沸水中略烫，干燥。

【炮制】根据2020年版《中国药典》[2]，百合的炮制，除去杂质；蜜百合的炮制，取净百合，照蜜炙法（通则0213）炒至不粘手。每100千克百合，用炼蜜5千克。

【药材性状】呈长椭圆形，长2～5厘米，宽1～2厘米，中部厚1.3～4毫米。表面深黄色，有数条纵直平行的维管束。顶端稍尖，基部较宽，边缘薄，微波状，略向内弯曲，略具光泽，滋润。断面角质样。味微甘。

【化学成分】百合的化学成分主要包括皂苷类、苯丙酸甘油酯类、酚酸类和百合多糖类等[3, 4]。其中皂苷类主要有卷丹皂苷A、薯蓣皂苷元-3-O-α-L-鼠李糖-（1→2）-[β-D-吡喃木糖-（1→3）]-β-D-葡萄糖苷。苯丙酸甘油酯类主要有1-O-caffeoyl-3-O-p-coumaroyl glycerol、1,3-O-diferuloyl glycerol、1-O-feruloyl-3-O-p-coumaroyl glycerol、1,3-O-di-p-coumaroyl glycerol。

【质量标准】根据2020年版《中国药典》，水分不得超过13.0%（通则0832第二法），总灰分不得超过5.0%（通则2302），浸出物不得少于18.0%（通则2201）。

本品按干燥品计算，含百合多糖以无水葡萄糖（$C_6H_{12}O_6$）计，不得少于21.0%。

【功效】养阴润肺，清心安神。

【主治】用于阴虚燥咳，劳嗽咯血，虚烦惊悸，失眠多梦，精神恍惚。

【价格波动】根据天地网的亳州药市，近5年湖南产区卷丹百合干品统货价格在16～28元/千克区间波动；丽水青田、遂昌主产区卷丹百合鲜品价格在8～14元/千克区间波动，如青田碧伟中药材专业合作社的百合产品依托超市等订单合作，鲜销价格优于市场价。

【产品开发】①百合干，可以直接煮汤。②食品，包括百合酒、百合挂面等。

【主产区】百合主要分布于我国湖南、甘肃、江苏、浙江等省份。丽水市主要以食药两用的卷丹百合品种为主，分布在青田县、遂昌县和景宁畲族自治县等地，主要种植模式为百合种植后和水稻进行轮作，降低连作障碍。如青田舒桥通过将百合、豌豆与单季稻三者结合，在两年实现3种作物循环种植，同时实现了通过水旱轮作解决百合的连作障碍问题。

【丽水产业发展】丽水市最早种植的卷丹百合为庆元、景宁等县从湖南龙山县引进的，种植面积从2010年的830亩发展到2014年的5 743亩，各县（市、区）均有种植，此后由于市场行情不佳面积有所下降。2018年由丽水市中药材产业发展中心牵头制定了丽水市地方标准《卷丹百合栽培技术规程》（DB 3311/T 75—2018），从卷丹百合种球生产、田间管理种植、施肥、病虫害防治及采收加工等过程进行规范，从而进一步提高了卷丹百合的产量、品质，提升了标准化生产水平。近两年卷丹百合行情升温，青田、遂昌等地种植积极性有所回升，青田等地结合百合高山良种繁育等科研项目以及举办百合节的方式促进产业健康发展。据农业农村相关部门调查数据，2022年全市百合种植面积3 019亩，投产面积3 119亩，产量597.7吨，产值3 309.02万元。

参 考 文 献

[1] 刘娜. 百合栽培与病虫害防治技术探究[J]. 种子科技, 2022, 40(1): 76-78.

[2] 国家药典委员会. 中国药典[M]. 北京: 中国医药科技出版社, 2020: 137-138.

[3] Zhou J, An R F, Huang X F. Genus *Lilium*: A review on traditional uses, phytochemistry and pharmacology[J]. Journal of Ethnopharmacology, 2021, 270: 113852.

[4] 粟倩, 吴萍, 夏伯候, 等. 百合化学成分及药理活性研究进展[J]. 中国药学杂志, 2021, 56(11): 875-882.

3　菊　米

本品为菊科植物甘菊 *Chrysanthemum lavandulifolium* (Fisch. ex Trautv.) Makino 的干燥头状花序。菊米又名甘菊。

【中国药典】无。

【史料记载】在我国民间，对野菊花花蕾的利用有着悠久的历史。魏文帝曹丕对菊米情有独钟，赞菊米为"含乾坤之纯和，体芬芳之淑气"。据清代医药学家赵学敏撰《增广本草纲目》第七卷中记载："处州出一种山中野菊，甚香而轻圆黄亮，土人采其蕾干之，如半粒绿豆大，云：败毒、散疔、祛风、清火明目为第一，产遂昌石练山。"早在元朝当地农民就有采集野生菊蕾炒制后代茶饮用的习俗。菊米原产自浙江省遂昌县。"烟村十立接平皋，野菊茎青叶不毛；寄远偏珍菊花米，餐英我欲注离骚（摘自清光绪版《遂昌县志》)"，这是清代诗人徐景富的咏菊诗，诗中的菊花米讲的就是石练菊米。菊米因主产于遂昌县石练镇的练溪两岸，而俗称"石练菊米"，也被当地人称之为"路边草"。

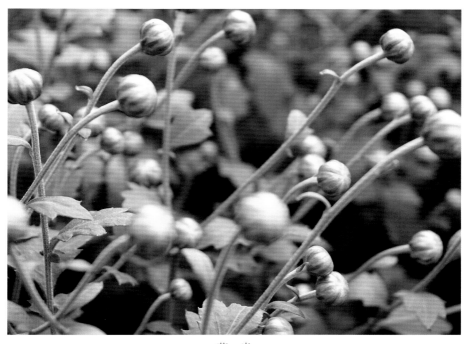

菊　米

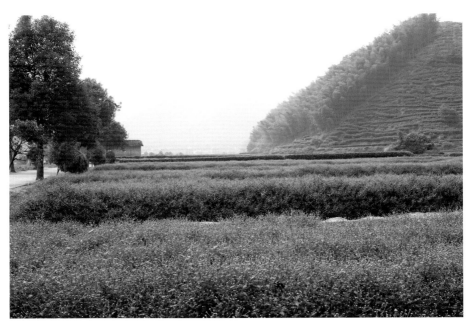

菊米基地

【**植物形态**】多年生草本，高0.3～1.5厘米，有地下匍匐茎。茎直立，自中部以上多分枝或仅上部伞房状花序分枝。茎枝有稀疏的柔毛，但上部及花序梗上的毛稍多。基部和下部叶花期脱落。中部茎叶卵形、宽卵形或椭圆状卵形。二回羽状分裂，一回全裂或几全裂，二回为半裂或浅裂。最上部的叶或接花序下部的叶羽裂、3裂或不裂。全部叶两面同色或几同色，被稀疏或稍多的柔毛或上面几无毛。头状花序直径10～15毫米，偶见20毫米，通常多数在茎枝顶端排成疏松或稍紧密的复伞房花序。外层线形或线状长圆形，无毛或有稀柔毛；中内层卵形、长椭圆形至倒披针形，全部苞片顶端圆形，边缘白色或浅褐色膜质。舌状花黄色，舌片椭圆形，端全缘或2～3个不明显的齿裂。瘦果长1.2～1.5毫米。花果期5—11月。

【**栽培**】菊米是短日照植物，喜凉爽湿润气候，较耐寒和贫瘠，适应性较广，抗逆性较强，对环境条件没有严格的要求[1]。

【**采收加工**】秋、冬二季花未开放时采收，微火炒后干燥或杀青干燥。

【**炮制**】取原药，除去杂质。

【**药材性状**】呈类球形，直径0.3～1厘米，棕黄色至灰绿色。总苞由3～5层苞片组成，苞片外面中部微颗粒状；外层苞片卵形或条形，外

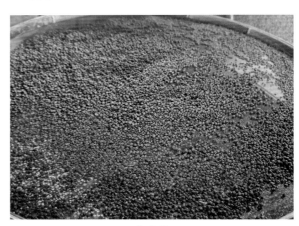

菊米茶

表面中部灰绿色或淡棕色，被短柔毛，边缘膜质；内层苞片长椭圆形，膜质，外表面无毛。有的残留具毛总花梗。舌状花1轮，黄色至棕黄色，皱缩卷曲；管状花多数，深黄色。体轻。气芳香，味微苦而有清凉感。热水浸泡液味甘而不苦。

【化学成分】菊米的化学成分主要为挥发油、黄酮类及氨基酸、维生素类[2, 3]。其中挥发油类化合物主要有1，8-桉叶素、樟脑、龙脑、乙酸龙脑酯等；黄酮类化合物主要有山柰酚、香叶木素、橙皮苷和木犀草素等。同时还含有17种氨基酸（其中7种为人体必需氨基酸）、3种主要黄酮苷元和15种微量元素。

【质量标准】根据2015年版《浙江省中药炮制规范》[4]，水分不得超过15.0%。本品按干燥品计算，含3,5-O-二咖啡酰基奎宁酸（$C_{25}H_{24}O_{12}$）不得少于0.70%。

【功效】清热解毒。

【主治】用于疔疮痈肿，目赤肿痛，头痛眩晕。

【价格波动】近5年遂昌菊米统货价格在130 ～ 150元/千克区间波动，零售价180 ～ 200元/千克（散装），品牌包装产品可达300元/千克以上。

【产品开发】①菊米茶，可以直接开水冲泡。②医院制剂，菊米油护肤霜，对皮肤皲裂、痤疮有一定疗效。③日用品，如菊米枕、菊米洗面奶、菊米牙膏等。

【主产区】菊米主产于丽水市遂昌县，是国家地理标志保护农产品。全县菊米基地主要分布在石练、大柘、湖山、金竹、王村口等乡镇。

【丽水产业发展】丽水自1997年开始进行菊米栽培，建立了大规模的无公害农产品生产基地，1998年第一家外资独资的菊米加工企业——浙江省石练菊米有限公司，在遂昌石练镇成立，这也是浙江省首家开发绿色食品石练菊米的外资企业。2002年遂昌

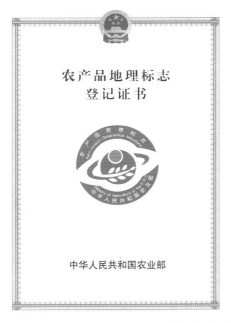
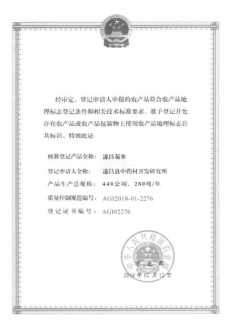

国家农产品地理标志登记产品

县被中国经济林协会授予"中国菊米之乡"称号，2006年"遂昌菊米"取得中国地理标志证明商标，2017年浙江省地方标准《菊米生产技术规程》（DB 33/T 668—2017）发布，2018年"遂昌菊米"获国家地理标志登记保护农产品，2021年"遂昌菊米"获农产品地理标志授权主体。近年来，全市菊米种植面积稳定在6 000亩左右，其中遂昌县华昊特产有限公司的基地被认定为浙江省道地药园。据农业农村相关部门调查数据，2022年全市菊米种植面积5 650亩，投产面积5 650亩，产量197.75吨，产值3 367.5万元。

参 考 文 献

[1] 张素娥,王陈华,蓝建美.遂昌菊米绿色高质高效栽培技术[J].中国农技推广,2021,37(10):46-47.

[2] 陈小梅.野菊米挥发性成分的提取及分析研究[D].杭州:浙江工业大学,2006.

[3] 李大方.菊米中黄酮类化合物的提纯、分离、鉴定及其抗氧化活性研究[D].杭州:浙江工商大学,2009.

[4] 浙江省食品药品监督管理局.浙江省中药炮制规范[M].北京:中国医药科技出版社,2015:264-265.

4　灰　树　花

本品为多孔菌科真菌灰树花（贝叶多孔菌）*Grifola frondosa* (Dicks.) S. F. Gray [*Polyporus fondosus* (Dicks.) Fr] 的干燥子实体。灰树花又名贝叶多孔菌、云蕈、千佛菌、栗子蘑、舞茸等。

【中国药典】无。

【史料记载】灰树花在中国最早记载于《神农本草经》，具有调和脾胃、安定神志之功效。《太上灵宝芝草品》中配图并记载灰树花为白玉芝，称："白玉芝生于方丈山中，其味辛，白盖四重，下一重上有二枚生，并有三枚生上重，或生大石之上，黄沙之中，腐木之根，高树之下，名山之阴，得而食之，仙矣。白虎守之。"宋代陈仁玉在其《菌谱》中记载灰树花"味甘、平、无毒，可治痔疮"，为食用菌类。灰树花在日本传统医学中也占有重要地位，日本《菌谱》记载其"润肺保肝，扶正固本"。

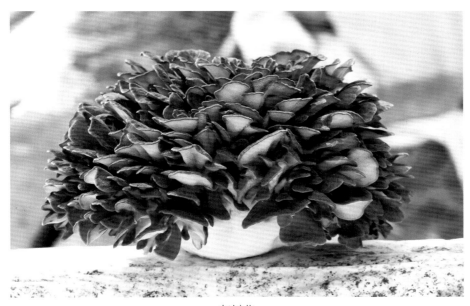

灰树花

【子实体形态】子实体呈肉质，近无柄或有柄，具匙形或扇形菌盖，重叠成簇呈珊瑚状，菌盖呈灰白色、灰色、淡褐色等。嫩菌表面有细毛，老熟后光滑，具放射状条纹，边缘薄，有一圈不规则尖凸，菌肉白色，内卷。菌管延生，孔面白色至淡黄色，管口多角形。孢子无色，光滑，卵圆形至椭圆形。菌丝壁薄，无锁状联合，具分枝与横隔[1, 2]。

【栽培】灰树花喜弱光、通风、调温调湿性好的环境，主要栽培模式为菌棒式两茬出菇和仿野生覆土栽培。每年可进行春秋两季栽培，其栽培接种期因海拔高度的不同而存在较大差异。海拔越高春栽接种期越迟，秋栽则接种期越早。菌丝生长的最适温度为20 ～ 26℃，空气相对湿度70%以下，黑暗条件下菌丝生长良好，光照充足反而易诱发黄水（黄色分泌物）。子实体分化生长阶段，应控制温度为15 ～ 20℃，空气相对湿度为80%以上，加强通风，同时逐步增加光照度。

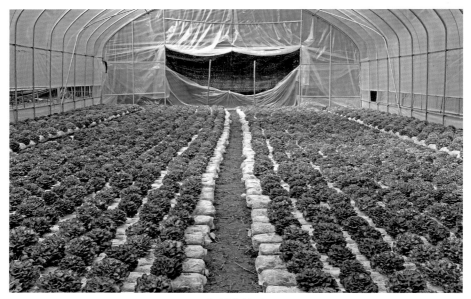

灰树花基地

【采收加工】春、秋二季子实体成熟时采收，除去柄蒂部及杂物，干燥。

【炮制】根据2017年版《浙江省中药材标准》[3]，除去杂质，分成小片，60 ～ 80℃烘干或晒干。

【药材性状】子实体覆瓦状丛生，近无柄或有柄，柄可多次分枝。菌盖扇形或匙形，宽2 ～ 7厘米，厚1 ～ 2毫米。表面灰色至灰褐色，初有短茸毛，后渐变光滑；孔面白色至淡黄色，密生延生的菌管，管口多角形，平均每平方毫米1 ～ 3个。体轻，质脆，断面类白色，不平坦。气腥，味微甘。

【化学成分】灰树花中主要含多糖类、甾体类和多酚类等化学成分。其中灰树花多糖是最主要的药效成分，以杂多糖居多；其单糖组成主要为葡萄糖、鼠李糖、木糖、甘露糖、半乳糖等。单糖以D-葡萄糖为主，结构多为带有β-1 → 6及β-1 → 3糖苷键的葡聚糖[4]。甾体类主要是甾醇类及其衍生物，有麦角甾醇、5α，8β-过氧麦角甾-6，22-二烯-3β-醇、3β，5α，6β-三羟基麦角甾醇等。多酚类主要有咖啡酰基酒石酸、表儿茶素没食子酸酯、间双没食子酸、槲皮素-3-O-β-D-吡喃半乳糖苷、鞣花酸、阿魏酸等[5]。

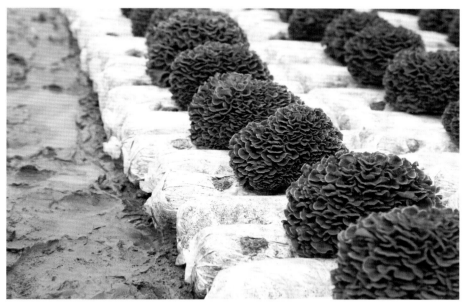

灰树花

【质量标准】根据2017年版《浙江省中药材标准》，水分不得超过11.0%，总灰分不得超过10.0%，酸不溶性灰分不得超过5.0%。

本品含多糖以葡萄糖计，不得少于8.0%。

【功效】益气健脾，补虚扶正。

【主治】用于脾虚引起的体倦乏力、神疲懒言、饮食减少、食后腹胀及肿瘤患者化疗后有上述症状者。

【价格波动】根据庆元县当地市场数据，近5年灰树花鲜品收购价10～12元/千克，零售价18～20元/千克；灰树花干品收购价80～110元/千克，零售价100～140元/千克。

【产品开发】①保健品，包括灰树花猴头菇灵芝茯苓胶囊、红景天灵芝灰树花片、莎克来复合多糖胶囊等。②食品，包括灰树花饼干、灰树花茶、灰树花糖、灰树花固体饮料等。

【主产区】主要分布在浙江省丽水市庆元县、河北省迁西县两个产区；其他产区，如福建、河南、四川、云南、贵州、上海等地进行小规模栽培。

【丽水产业发展】庆元县是全国率先取得灰树花人工栽培成功的地区和全国最大的灰树花主产地。庆元于1982年开始对灰树花进行驯化试验研究，1988年取得阶段性成果并示范推广，2009年庆元黄田镇被中国食用菌协会授予"中国灰树花之乡"称号，2014年获农产品地理标志。经过40多年的培育发展，灰树花产业正在逐步实现产业化，专业合作社及灰树花精深加工企业有20余家。庆元灰树花的生产、加工和流通已形成体系，庆元灰树花盐渍加工、干制、保鲜及精深加工技术都已成熟且在不断发展，灰树花产业正逐步成为富民强县的主导产业。现在灰树花已被开发成多种保健品，浙江方格药业有限公司的麦特消灰树花胶囊（肿瘤用药）和保力生胶囊、浙江庆元金源多糖制品有限公司、浙江百山祖生物科技有限公司等研制生产的灰树花多糖等多种产品。 据农业农村相关部门调查数据，2022年庆元全县灰树花种植数量约为1 800万袋（两季），占全省95%以上，亩产值超过5万元/年，经济效益极高。

参 考 文 献

[1] 国家中医药管理局《中华本草》编委会.中华本草[M].3卷.上海：上海科学技术出版社,2005: 548-549.

[2] 徐锦堂.中国药用真菌学[M].北京：北京医科大学、中国协和医科大学联合出版社,1997: 707-712.

[3] 浙江省食品药品监督管理局.浙江省中药材标准：第1册[S].2017: 10-11.

[4] Zhang J X, Liu D M, Wen C T, et al. New light on *Grifola frondosa* polysaccharides as biological response modifiers [J]. Trends in Food Science et Technology, 2022, 119: 565-578.

[5] 贾瑞博、李燕、陈竞豪，等.灰树花多酚HPLC分析方法优化及组分的液质定性[J].食品科技,2016, 41(9): 278-282.

5 浙 贝 母

本品为百合科贝母属植物浙贝母 *Fritillaria thunbergii* Miq.的干燥鳞茎。

【**中国药典**】百合科植物浙贝母的干燥鳞茎。大小分开，大者除去芯芽，习称"大贝"；小者不去芯芽，习称"珠贝"。

【**史料记载**】贝母首载于《神农本草经》，位列中品，谓："气味辛、平、无毒。主伤寒烦热。淋沥邪气、喉痹、乳难、金创、风痉。"但尚志钧等通过考察，认为《神农本草经》所载贝母应是葫芦科土贝母 *Bolbostemma paniculatum* (Maxim) Franq.。汉末《名医别录》才是最早收载百合科贝母属植物入药的典籍，其记载，"贝母，味苦，微寒，无毒。主治腹中结实，心下满，洗洗恶风寒，目眩项直，咳嗽上气，止烦热渴，出汗，安五脏，利筋骨。"其所指品种为浙贝母和土贝母两种。明代的《本草汇言》云："贝母，开郁、下气、化痰之药也。润肺消痰，止咳定喘，则虚劳火结之证……以川者为妙。若解痈毒，破癥结，消实痰，敷恶疮，由以土者为佳。然川者味淡性优，土者味苦性劣，二者以区分用。"此处，"川者"指四川产的贝母，"土者"指浙江产的贝母。至此，川、浙贝始以产地冠名划分区别。

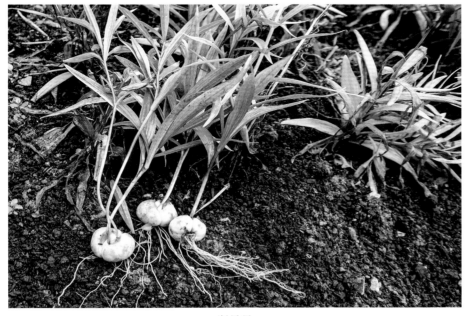

浙贝母

【植物形态】植株长50～80厘米。叶在最下面的对生或散生,向上常兼有散生、对生和轮生的,近条形至披针形,长7～11厘米,宽1～2.5厘米,先端不卷曲或稍弯曲。花1～6朵,淡黄色,有时稍带淡紫色,顶端的花具3～4枚叶状苞片,其余的具2枚苞片;苞片先端卷曲;花被片6枚,长2.5～3.5厘米,宽1～1.5厘米,内外轮相似;雄蕊6枚,长约为花被片的2/5;花药近基着生,花丝无小乳突;柱头裂片长1.5～2毫米。蒴果卵圆形,6棱,棱上有宽6～8毫米的翅;种子扁平,近半圆形,边缘有翼,质轻,淡棕色,千粒重约3克。花期3—4月,果期5月。

【栽培】浙贝母喜温凉的气候环境,稍耐寒,忌高温干燥。浙贝母对土壤要求较严,要求土壤湿润,忌干旱又怕涝,适宜栽培在富含腐殖质、土深疏松、排水良好、微酸或微碱性的沙壤土中,要求"抓起成团,放之即散",pH 5.5～7.5。对水分要求比较高,土壤水分不足或过多均可造成植物生长不良,影响药材的产量和质量[1]。

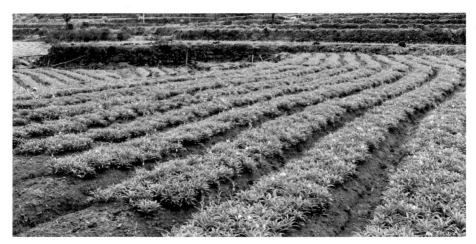

浙贝母基地

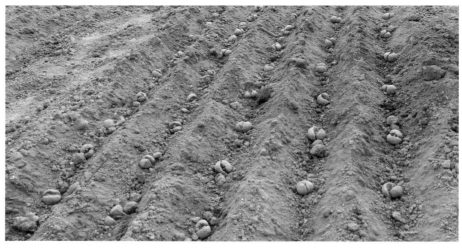

浙贝母种植

【采收加工】初夏植株枯萎时采挖，洗净。大小分开，分别撞擦，除去外皮，拌以煅过的贝壳粉，吸去擦出的浆汁，干燥；或取鳞茎，大小分开，洗净，除去芯芽，趁鲜切成厚片，洗净，干燥，习称"浙贝片"。

【炮制】根据2015年版《浙江省中药炮制规范》[2]，取原药，除去杂质，洗净，润软，切厚片，干燥；产地已切片者，筛去灰屑。

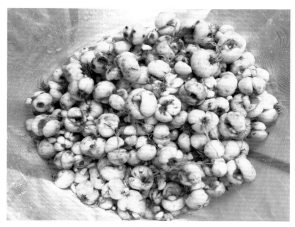

浙贝母鳞茎

【药材性状】

（1）大贝。为鳞茎外层的单瓣鳞叶，略呈新月形，高1～2厘米，直径2～3.5厘米。外表面类白色至淡黄色，内表面白色或淡棕色，被有白色粉末。质硬而脆，易折断，断面白色至黄白色，富粉性。气微，味微苦。

（2）珠贝。为完整的鳞茎，呈扁圆形，高1～1.5厘米，直径1～2.5厘米。表面黄棕色至黄褐色，有不规则的皱纹；或表面类白色至淡黄色，较光滑或被有白色粉末。质硬，不易折断，断面淡黄色或类白色，略带角质状或粉性；外层鳞叶2瓣，肥厚，略似肾形，互相抱合，内有小鳞叶2～3枚和干缩的残茎。

（3）浙贝片。为椭圆形或类圆形片，大小不一，长1.5～3.5厘米，宽1～2厘米，厚0.2～0.4厘米。外皮黄褐色或灰褐色，略皱缩，或淡黄色，较光滑。切面微鼓起，灰白色；或平坦，粉白色。质脆，易折断，断面粉白色，富粉性。

【化学成分】浙贝母中的化学成分主要为生物碱类、皂苷类和多糖类等。其中生物碱类化合物主要包括贝母辛、贝母素甲、贝母素乙和浙贝宁等，皂苷类化合物主要包括贝母碱苷、西贝素苷和浙贝宁苷等[3, 4]。

【质量标准】根据2020年版《中国药典》[5]，水分不得超过18.0%（通则0832第二法），总灰分不得超过6.0%（通则2302），浸出物不得少于8.0%（通则2201）。

本品按干燥品计算，含贝母素甲（$C_{27}H_{45}NO_3$）和贝母素乙（$C_{27}H_{43}NO_3$）的含量不得少于0.080%。

【功效】清热化痰止咳，解毒散结消痈。

【主治】用于风热咳嗽，痰火咳嗽，肺痈，乳痈，瘰疬，疮毒。

【价格波动】根据天地网的金华磐安产地价格信息，近5年磐安主产区浙贝母干品统货价格从2016—2017年的64～76元/千克区间下降到2020年的36元/千克低点，2021年价格开始触底反弹，近两年浙贝母种苗价格在10～14元/千克波动。

【产品开发】①中成药，含有浙贝母的中成药包括颗粒剂、丸剂、片剂等。②含贝母花的药品，如贝母花片、贝母花流浸膏等。

【**主产区**】浙贝母的道地产区以浙江宁波（鄞州、海曙、象山）、金华（磐安、东阳、武义）和丽水缙云为中心，包括浙东丘陵低山小区、浙东沿海平原小区、浙中丘陵盆地小区及周边地区。丽水浙贝母主产区在缙云、青田等地，主要有浙贝母-单季稻水旱轮作、浙贝母-甜玉米间作和浙贝母-稻鱼共生等种植模式。

【**丽水产业发展**】浙贝母在丽水缙云县壶镇等地种植历史悠久，20世纪90年代以来，缙云主产区农民千方百计寻求和探索浙贝母高产栽培技术，与水稻进行轮作，有效避免了浙贝母连作障碍问题，基本确保了能每年生产浙贝母，实现了钱粮双丰收。多年来浙贝母生产区域大致保持稳定。2011年以来龙泉、遂昌、庆元等地引进浙贝母种植，但种植面积随行情而波动。2016年开始，丽水市通过与市农林科学院合作，在龙泉、遂昌和松阳等地进行了浙贝母高山留种实验，分析浙贝母各个生长时期土壤成分的变化及浙贝母高山留种产量情况等测算最佳留种繁育地及繁育技术研究，并于2021年发布了丽水市地方标准《浙贝母种鳞茎高山繁育技术规程》（DB 3311/T 181—2021），2017年开始，青田县农业部门和浙江碧丰农业有限公司在舒桥等地探索了浙贝母-稻鱼共生示范基地建设，并发布了青田县地方标准《浙贝母－稻鱼共生轮作技术规程》（DB 3311/T 219—2022）。随着农业部门近年开始的非粮化工作深入，今后浙贝母-单季稻水旱轮作模式在丽水各地会得到进一步推广。据农业农村相关部门调查数据，2022年全市浙贝母种植面积7 693亩，投产面积7 675亩，产量1 911.95吨，产值9 467.35万元。

参 考 文 献

[1] 姜娟萍, 宗侃侃, 王松琳, 等. 浙江省浙贝母生态种植模式及效益[J]. 浙江农业科学, 2021, 62(3): 536-537.

[2] 浙江省食品药品监督管理局. 浙江省中药炮制规范[M]. 北京: 中国医药科技出版社, 2015: 79-80.

[3] 赵金凯, 杜伟锋, 应泽茜, 等. 浙贝母的现代研究进展[J]. 时珍国医国药, 2019, 30(1): 177-180.

[4] Li H, Hung A, Li M D, et al. *Fritillariae Thunbergii* Bulbus: Traditional Uses, Phytochemistry, Pharmacodynamics, Pharmacokinetics and Toxicity[J]. International Journal of Molecular Sciences, 2019, 20(7): 1667.

[5] 国家药典委员会. 中国药典[M]. 北京: 中国医药科技出版社, 2020: 304-305.

6 青 钱 柳

本品为胡桃科植物青钱柳 *Cyclocarya paliurus* (Batal.) Iljinsk. 的干燥叶。

【中国药典】 无。

【史料记载】 青钱柳的本草记载较少，近代《中国中药资源志要》载其树皮、叶具有清热消肿、止痛的功能，可用于治疗顽癣。《全国中草药名鉴》记载，青钱柳树皮、叶、根有杀虫止痒，消炎止痛祛风之功效。宋代诗人范成大曾有"古木参天护碧池，青钱弱叶战涟漪"的诗句描绘高大的青钱柳耸立于溪涧，枝繁叶茂，春夏满株翠绿、入秋"铜钱"串串的美丽景观。20世纪70年代，科技人员在江西修水调研时发现当地有不少长寿村，经了解，当地老百姓祖祖辈辈用青钱柳叶泡茶的习惯已有上千年的历史，当地称之为"神茶"。在湖南绥宁苗族、侗族、瑶族人将青钱柳叶当茶饮已有500年以上的历史。苗族人将青钱柳视为吉祥树，春来绿叶盈盈，夏来"铜钱"串串，采嫩叶泡茶喝，寓意家财万贯，且助人健康长寿。

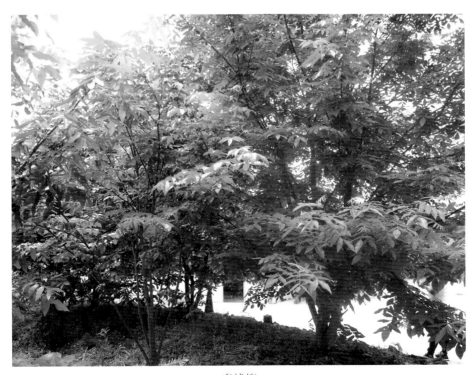

青钱柳

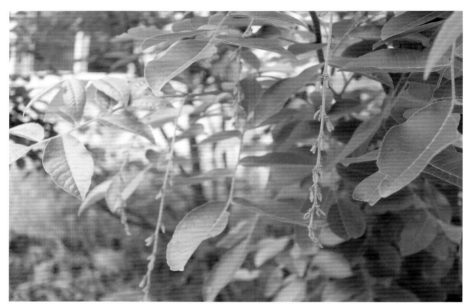

青钱柳花蕾

【植物形态】乔木，高 10 ～ 30 米，胸径 80 厘米。幼树树皮灰色，平滑，老则灰褐色，深纵裂；冬芽有褐色腺鳞；小枝密被褐色毛，后脱落。复叶长 15 ～ 30 厘米，小叶 7 ～ 9 枚，互生，稀近对生；叶片革质，椭圆形或长椭圆状披针形，先端渐尖，基部偏斜，边缘有细锯齿，叶上面中脉密被淡褐色毛及腺鳞，下面有灰色腺鳞，叶脉及脉腋有白色毛；叶轴有白色弯曲毛及褐色腺鳞。雄柔荑花序长 7 ～ 17 厘米，花序轴有白色毛及褐色腺鳞，花梗长约 2 毫米；雌柔荑花序长 20 ～ 26 厘米，有花 7 ～ 10 朵，花梗长约 1 毫米，柱头淡绿色。果翅圆形，柱头及花被片宿存。花期 5—6 月，果期 7—9 月。

【栽培】青钱柳大树喜光，幼苗、幼树稍耐阴，喜生于温暖深厚、湿润肥沃、排水良好的酸性红壤、黄红壤之上，尤以石灰岩山地为佳。对湿度要求较高，适生于湿度较大的环境中。目前已制定丽水市地方标准规范《青钱柳叶用林栽培技术规程》（DB 3311/T 160—2020）。

【采收加工】春、夏季采收，洗净，鲜用或干燥。

【炮制】根据 2019 年版《安徽省中药饮片炮制规范》[1]，取原药，除去杂质①。

【药材性状】小叶片多破碎，叶片革质，长椭圆状卵形至阔披针形，长 5 ～ 14 厘米，宽 2 ～ 6 厘米，先端渐尖，基部偏斜，边缘有锯齿，上面灰绿色，下面黄绿色或褐色，网状脉明显，有灰色细小的鳞片及盾状腺体。气清香，味淡。

【化学成分】青钱柳主要成分包括三萜类、黄酮类、有机酸类、多糖类等[2]。其中三萜类化合物主要有甜茶树苷 A、甜茶树苷 B、甜茶树苷 C、青钱柳苷 I、青钱柳苷 II、青钱柳苷 III、β-香树脂醇、β-香树脂酮、蒲公英萜醇等；黄酮类化合物主要是黄

① 未被 2015 年版《浙江省中药炮制规范》收载，故参照 2019 年版《安徽省中药饮片炮制规范》。——编者注

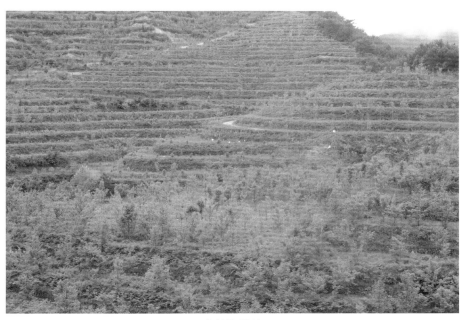

青钱柳基地

酮醇及其苷类化合物，有山柰酚、槲皮素、异槲皮苷、杨梅素-3-O-β-D-葡糖醛酸钠盐等；有机酸类化合物主要有棕榈酸、逆没食子酸、香草酸、原儿茶酸、反式对羟基桂皮酸等。

【**质量标准**】 根据2019年版《安徽省中药饮片炮制规范》，水分不得超过10.0%，总灰分不得超过13.0%，浸出物不得少于25.0%。

【**功效**】 清热消肿，止痛。

【**主治**】 用于顽癣。

【**价格波动**】 青钱柳规模化基地如遂昌远扬农产品专业合作社、遂昌维尔康青钱柳专业合作社，主要通过代理商销往山东、上海等各地，老叶干品的零售价格200元/千克左右，嫩叶制作的青钱柳茶按不同等级价格在600～800元/千克区间，批发价格为零售价格的60%。

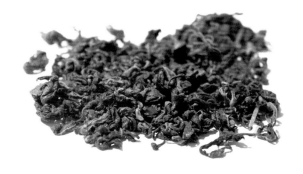

青钱柳茶

【**产品开发**】 ①食用（茶），如嫩叶茶、茶粉、原叶茶等。②保健品，如有卫食健字号的青钱牌迪可莱茶、青钱牌普莱雪茶、俏格格牌迪可莱茶等。③工业用途，制作室内装饰品、家具、胶合板等。

【**主产区**】 青钱柳在我国浙江、湖南、湖北、江西、贵州等省份已规模化栽培种植。近年来，浙江省的丽水、温州、衢州、金华等地区种植规模较大。

【丽水产业发展】青钱柳叶在丽水野生资源较少，遂昌县于2012年从湖南引种到王村口、湖山等地人工种植。主要基地主体遂昌远扬农业发展有限公司和遂昌维尔康青钱柳专业合作社通过育苗技术扩大种植规模，缙云、莲都也引进发展基地种植，全市种植规模从2015年的965亩发展到2021年的3 415亩。2017年遂昌远扬农业发展有限公司在遂昌石练镇健康产业园建设青钱柳加工厂，研发以青钱柳叶为主要原料的降糖、降压系列产品，同时建成集青钱柳育苗、青钱柳加工、休闲农业观光于一体的千亩青钱柳休闲观光基地，2020年被认定为浙江省道地药园。多年来遂昌县在青钱柳幼龄基地因地制宜开展了套种西瓜、萝卜、大豆等短期经济作物，取得了以种代抚、以短养长、提升土壤肥力和改善生态环境的显著效果。2021年遂昌县农业农村局制定发布了《青钱柳叶用林栽培技术规程》（DB 3311/T 160—2020）。据农业农村相关部门调查数据，2022年全市青钱柳种植面积3 865亩，投产面积2 160亩，产量182.88吨，产值2 571.85万元。

参 考 文 献

[1] 安徽省药品监督管理局. 安徽省中药饮片炮制规范[M]. 合肥: 安徽科学技术出版社, 2019: 165-166.

[2] 邹荣灿、吴少锦、张妮、等. 青钱柳的分布、化学成分及药理作用研究进展[J]. 中国药房, 2017, 28(31): 4449-4451.

7　白　及

本品为兰科植物白及 *Bletilla striata*（Thunb. ex Murray）Rchb.f.的干燥块茎。

【中国药典】兰科植物白及的干燥块茎。

【史料记载】白及始载于《神农本草经》："味苦平，主痈肿恶疮，败疽伤阴，死肌，胃中邪气，贼风鬼击，痱缓不收。"《本草纲目》记载："白及，性涩而收，故能入肺止血，生肌治疮也。"《本草蒙筌》载："名擅外科，功专收敛。不煎汤服，惟熬膏敷。除贼风鬼击，痱缓不收；去溃疡败疽，死肌腐肉。敷山根（额之下，鼻之上）止衄，涂疥癣杀虫。作糊甚粘，裱画多用。"《本草易读》："止肺血，填肺损。治跌打折骨，汤火灼伤，恶疮痈肿，败疽死肌。除头面皯疱，使皮黑反白，坌手足皲裂，令涩肌变滑。去腐逐淤甚速，生肌止痛良效。肺痈脓血未尽者勿用。"由此可见历代本草记载的白及其功效、主治与现代较为一致。

【植物形态】高18～60厘米。假鳞茎扁球形，上面具荸荠似的环带，富黏性。茎粗壮，直。叶4～6枚，狭长圆形或披针形，长8～9厘米，宽1.5～4厘米，先端渐尖，基部收狭成鞘并抱茎。花序具3～10朵花，常不分枝或极罕分枝；花序轴或多或少呈

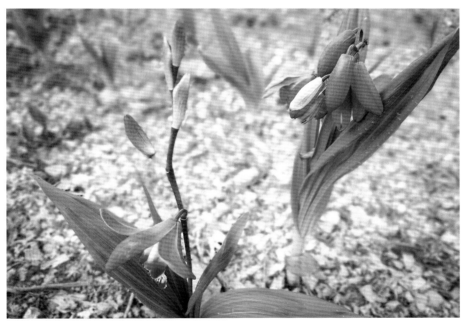

白及花

"之"字状曲折；花苞片长圆状披针形，长2～2.5厘米，开花时常凋落；花大，紫红色或粉红色；萼片和花瓣近等长，狭长圆形，长25～30毫米，先端急尖；花瓣较萼片稍宽；唇瓣较萼片和花瓣稍短，倒卵状椭圆形，白色带紫红色，具紫色脉；唇盘上面具5条纵褶片，从基部伸至中裂片近顶部，仅在中裂片上面为波状；蕊柱长18～20毫米，柱状，具狭翅，稍弓曲。花期4—5月。

【栽培】白及喜温暖、阴凉和较阴湿的环境，稍耐寒，正常生长温度在10～30℃，要求疏松、肥沃、排水良好的沙质壤土或腐殖质壤土，忌碱土和黏土种植。人工栽培需适当遮阴处理或在阴坡或较阴湿的地块种植。

【采收加工】夏、秋二季采挖，除去须根，洗净，置沸水中煮或蒸至无白心，晒至半干，除去外皮，晒干。

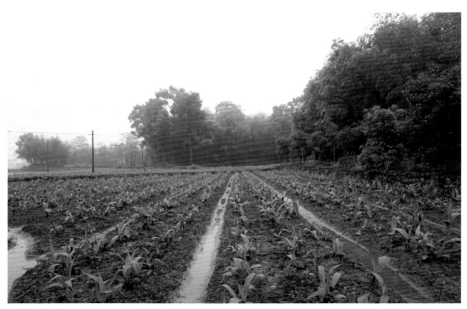
白及基地

【炮制】根据2020年版《中国药典》[1]及2015年版《浙江省中药炮制规范》[2]，白及炮制：洗净，润透，切薄片，晒干。白及粉炮制：取白及，除去杂质，洗净，干燥，研成细粉。白及炭炮制：取白及饮片，照炒炭法炒至浓烟上冒、表面焦黑色、内部棕褐色时，微喷水，灭尽火星，取出，晾干。

【药材性状】本品呈不规则扁圆形，多有2～3个爪状分枝，少数具4～5个爪状分枝，长1.5～6厘米，厚0.5～3厘米。表面灰白色至灰棕色或黄白色，有数圈同心环节和棕色点状须根痕，上面有突起的茎痕，下面有连接另一块茎的痕迹。质坚硬，不易折断，断面类白色，角质样。气微，味苦，嚼之有黏性。

【化学成分】白及的主要化学成分为白及多糖、2-异丁基苹果酸葡萄糖氧基苄酯类、联苄类、联菲类、二氢菲类、葡萄糖苷类、甾体类、三萜类、花色素类等[3]。白及多糖是其主要的生物活性物质，主要成分是葡萄甘露聚糖。2-异丁基苹果酸葡萄糖氧基苄酯类主要有 Militarine、Dactylorhin A、Gymnoside Ⅱ。联苄类和联菲类化合物分别有 Blestritin A、Blestritin B、Blestritin C等，白及联菲A、白及联菲B、白及联菲C和白及联菲醇A、白及联菲醇B、白及联菲醇C等。

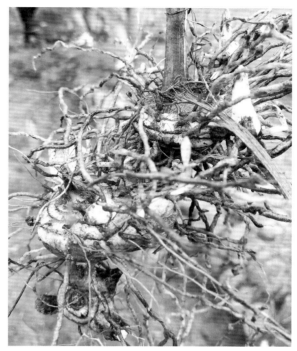

白及块茎

【质量标准】根据2020年版《中国药典》，水分不得超过15.0%（通则0832第二法），总灰分不得超过5.0%（通则2302），二氧化硫残留量不得超过400毫克/千克（通则2331）。

本品按干燥品计算，含1，4-二[4-(葡萄糖氧)苄基]-2-异丁基苹果酸酯（$C_{34}H_{46}O_{17}$）不得少于2.0%。

【功效】收敛止血，消肿生肌。

【主治】用于咯血，吐血，外伤出血，疮疡肿毒，皮肤皲裂。

【价格波动】根据天地网的亳州药市，近5年白及干品统货价格从2016年600元/千克上涨到2017年的800元/千克高点后大跌到2018年的130元/千克，此后继续缓慢下行至2021年的75～85元/千克低点；丽水白及种植基地在2020年开始部分投产，鲜货交易价在10～14元/千克。

【产品开发】①中成药，为白及膏、白及颗粒、利肺片、溃疡散胶囊、快胃片等的主要成分。②化妆品，白及质地黏稠，含有的胶质具有敛疮、止血、润肤、生肌之效，已列入《化妆品原料目录清单》。③制剂辅料，白及可作为天然的药膜、助乳化剂、助悬剂、增稠剂等。

【主产区】白及主产于贵州、四川、湖北、河南、湖南、浙江等省份，浙江省衢州江山、丽水庆元等地为主产区。

【丽水产业发展】最早家种基地为2016年遂昌县从衢州引进种植56亩，2018年庆元县张村乡引进浙江乾宁医药集团投资建设千亩白及种植基地，此后全市面积从2018年的710亩迅速发展至2021年的5 168亩。庆元湖山村联合乾宁道地药材白及基地获评国家林下经济示范基地、浙江省白及特色产业小镇、丽水市中药材养生园等荣誉称号。据农业农村相关部门调查数据，2022年全市白及种植面积5 674亩，投产面积945亩，产量213.67吨，产值1 724.26万元。

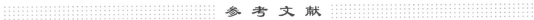
参 考 文 献

[1] 国家药典委员会.中国药典[M].北京:中国医药科技出版社,2020:106-107.

[2] 浙江省食品药品监督管理局.浙江省中药炮制规范[M].北京:中国医药科技出版社,2015:29.

[3] 刘金梅,安兰兰,刘刚,等.白及化学成分和药理作用研究进展与质量标志物预测分析[J].中华中医药学刊,2021,39(6):28-37.

8　五　加　皮

本品为五加科植物细柱五加 *Eleutherococcus nodiflorus* (Dunn) S. Y. Hu 的干燥根皮。细柱五加又名五加、南五加。

【中国药典】五加科植物细柱五加干燥根皮。

【史料记载】五加皮始载于《神农本草经》，被列为上品，云："五加皮，味辛，温，无毒。治心腹疝气，腹痛，小儿不能行，阴蚀。"《名医别录》云："男子阴痿，囊下湿，小便余沥，女人阴痒及腰脊痛，两脚痛风弱，五缓，虚羸，补中益精，坚筋骨，强志意，久服轻身耐老。"《本草从新》言五加皮，"辛顺气而化痰，苦坚骨而益精，温祛风而胜湿。逐皮肤之瘀血，疗筋骨之拘挛，治虚羸五缓。阴痿囊湿，女子阴痒，小儿脚弱。明目缩便，愈疮疗疝。"

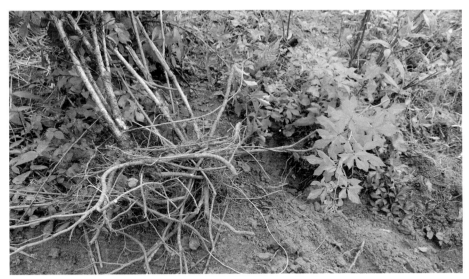

细柱五加

【植物形态】灌木，高 2 ~ 3 米；枝灰棕色，软弱而下垂，蔓生状，无毛，节上通常疏生反曲扁刺。叶有小叶 5 枚，稀有 3 ~ 4 枚，在长枝上互生，在短枝上簇生；叶柄长 3 ~ 8 厘米，无毛，常有细刺；小叶片膜质至纸质，倒卵形至倒披针形，长 3 ~ 8 厘米，宽 1 ~ 3.5 厘米，先端尖至短渐尖，基部楔形，两面无毛或沿脉疏生刚毛，边缘有细钝齿，侧脉 4 ~ 5 对，两面均明显，下面脉腋间有淡棕色簇毛，网脉不明显；几无小叶柄。果实扁球形，长约6毫米，宽约5毫米，黑色；宿存花柱长2毫米，反曲。花期4—8月，果期6—10月。

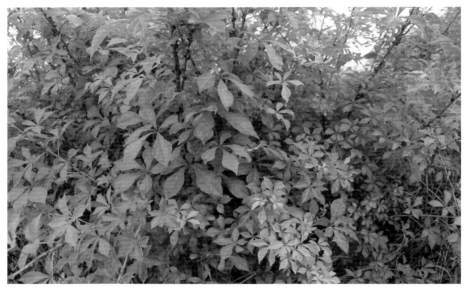

细柱五加

【栽培】多生于灌木丛林、林缘、山坡、路旁、村落，喜湿润环境。喜向阳温暖湿润又较荫蔽的环境，耐旱，耐高温高寒，土壤以土质疏松、土壤肥沃、土层深厚、排水良好的沙壤土为宜，盐碱地不宜种植，因此应选择土层深厚、排水良好及阴湿山坡地、坡度15°～25的平缓向阳沙质壤土。

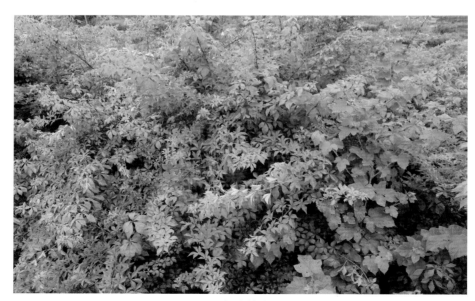

五加皮基地

【采收加工】夏、秋二季采挖根部，洗净，剥取根皮，晒干。

【炮制】根据2015年版《浙江省中药炮制规范》[1]，取原药，除去残留的木心等杂质，洗净，润软，切段，干燥。

【药材性状】本品呈不规则卷筒状，长5～15厘米，直径0.4～1.4厘米，厚约0.2厘米。外表面灰褐色，有稍扭曲的纵皱纹和横长皮孔样斑痕；内表面淡黄色或灰黄色，有细纵纹。体轻，质脆，易折断，断面不整齐，灰白色。气微香，味微辣而苦。

【化学成分】五加皮的化学成分主要有二萜类、苯丙素类、甾醇类、挥发油等化合物[2]。其中二萜类化合物主要有异贝壳杉烯酸、16-α-羟-19-贝壳杉烷酸、16-α-17-二羟基-19-贝壳杉烷酸、五加酸等；苯丙素类化合物主要有右旋芝麻素、紫丁香苷（刺五加苷B）、原儿茶酸等；甾醇类化合物主要有$β$-谷甾醇、菜油甾醇、豆甾醇等；挥发油成分主要有桃花酿烯醇、马鞭草烯酮、反式马鞭草烯醇、辛醛、反式香芹醇等。

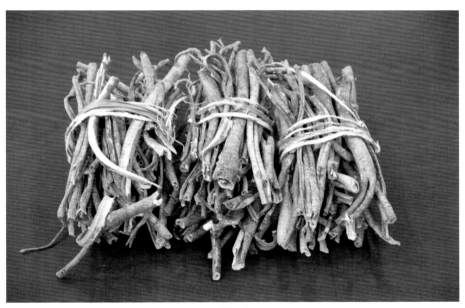

五加皮

【质量标准】根据2020年版《中国药典》[3]，水分不得超过12.0%（通则0832第二法），总灰分不得超过11.5%（通则2302），酸不溶性灰分不得超过3.5%（通则2302），浸出物不得少于10.5%（通则2201）。

【功效】祛风除湿，补益肝肾，强筋壮骨，利水消肿。

【主治】用于风湿痹病，筋骨痿软，小儿行迟，体虚乏力，水肿，脚气。

【价格波动】根据天地网的亳州药市，2017—2020年五加皮干品价格在26～30元/千克区间波动，价格比较稳定，2021年10月开始价格从34元/千克上涨到2022年的50元/千克左右。

【产品开发】①五加皮可以用作药膳，如五加皮炖猪脚等。②五加皮保健酒。

【主产区】分布地区甚广，西至四川和云南西北部，东至海滨，北至陕西和山西，南至云南南部和东南海滨均有分布。主产于湖北、河南、安徽等地，丽水市各地均有零星分布，青田县有人工种植基地，主要在仁庄乡、方山乡等地。

【丽水产业发展】五加皮是丽水传统道地中药材，各地野生资源均有分布，且民间使用历史悠久，青田县于19世纪40—50年代引进五加皮种植，是道地药材五加皮的核心产区。青田县政府推出"百千工程"以后，引导村民在闲置田地种植五加皮，种植区域分布在青田县仁庄、汤垟、山口、船寮等6个乡镇。青田县五加皮在产品加工后续使用方面也在不断探索，如开发五加皮酒、五加皮猪脚等药膳产品以提高其附加值。据农业农村相关部门调查数据，2022年全市五加皮种植面积1 330亩，产量1 117.2吨，产值691.73万元。

参 考 文 献

[1] 浙江省食品药品监督管理局.浙江省中药炮制规范[M].北京：中国医药科技出版社，2015：292-293.

[2] 杨建波，蔡伟，李明华，等.细柱五加的化学成分及药理活性研究概述[J].中国现代中药，2020，22(4)：652-662.

[3] 国家药典委员会.中国药典[M].北京：中国医药科技出版社，2020：67-68.

9　前　胡

本品为伞形科植物白花前胡 *Peucedanum praeruptorum* Dunn 的干燥根。

【中国药典】伞形科植物白花前胡的干燥根。

【史料记载】前胡始载于魏晋时期《名医别录》，列为中品，"味苦，微寒，无毒。主治痰满、胸胁中痞、心腹结气、风头痛。去痰实，下气。治伤寒寒热，推陈致新，明目，益精。二月、八月采根，暴（曝）干。"《本草经集注》中陶弘景进而论述了前胡的药材形状"似茈胡而柔软"，产地、生境和道地性"此近道皆有，生下湿地，出吴兴者为胜"。宋代苏颂等著的《本草图经》述及前胡的产地有多处，在药材道地性方面有"今最上者，出吴中。又寿春生者，皆类柴胡，而大，气芳烈，味亦浓苦，疗痰下气最要，都胜诸道者"。

【植物形态】多年生草本，高0.6～1米。根灰褐色，头部外围存留多数越年枯鞘纤维；根圆锥形，末端细瘦，常分叉。茎圆柱形，下部无毛，上部分枝多有短毛，髓部充实。基生叶具长柄，叶柄长5～15厘米，基部有卵状披针形叶鞘；叶片轮廓宽卵形或三角状卵形，三出式二至三回分裂，第一回羽片具柄，柄长3.5～6厘米，末回裂片菱状倒卵形，无柄或具短柄，边缘具不整齐的3～4粗或圆锯齿；茎下部叶具短柄，

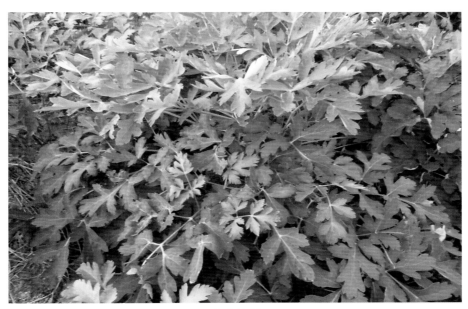

白花前胡

叶片形状与茎生叶相似；茎上部叶无柄，叶鞘稍宽，边缘膜质，叶片三出分裂。复伞形花序多数，顶生或侧生；总苞片无或1至数片，线形；小总苞片8～12片，卵状披针形；小伞形花序有花15～20朵；花瓣卵形，小舌片内曲，白色。果实卵圆形，长约4毫米，宽3毫米，棕色，有稀疏短毛，背棱线形稍突起，侧棱呈翅状，比果体窄，稍厚；棱槽内油管3～5，合生面油管6～10。花期8—9月，果期10—11月。

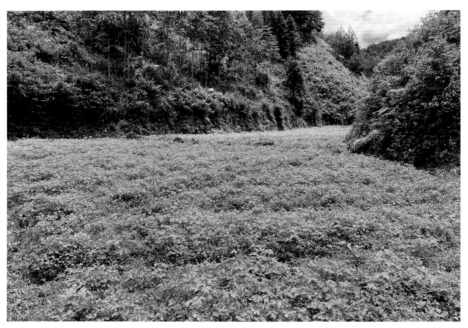

前胡基地

【栽培】前胡适应于温暖、湿润、凉爽的气候条件，主要生长在海拔100～2 000米的向阳坡、疏林边缘、山坡草丛及路边灌丛等。土壤以土层深厚、疏松、肥沃及腐殖质含量高的夹沙土为最佳，pH为6.5～8.0，中性偏碱的腐殖质土、黄沙壤土最为适宜。高温且持续时间较长的平坝区域以及荫蔽过度、排水不畅的低洼易涝区域不适宜其生长，并且容易烂根。因此，应选择阳光充足、土壤湿润但不存在积水的平地或者坡地种植前胡。

【采收加工】冬季至翌春茎叶枯萎或未抽花茎时采挖，除去须根，洗净，晒干或低温干燥。

【炮制】根据2020年版《中国药典》[1]以及2015年版《浙江省中药炮制规范》[2]，前胡的炮制，除去杂质，洗净，润透，切薄片，晒干；炒前胡的炮制，取前胡饮片，照清炒法炒至表面深黄色、微具焦斑时，取出，摊凉。

【药材性状】本品呈不规则的圆柱形、圆锥形或纺锤形，稍扭曲，下部常有分枝，长3～15厘米，直径1～2厘米。表面黑褐色或灰黄色，根头部多有茎痕和纤维状叶鞘残基，上端有密集的细环纹，下部有纵沟、纵皱纹及横向皮孔样突起。质较柔软，干者质硬，可折断，断面不整齐，淡黄白色，皮部散有多数棕黄色油点，形成层环纹棕色，射线放射状。气芳香，味微苦、辛。

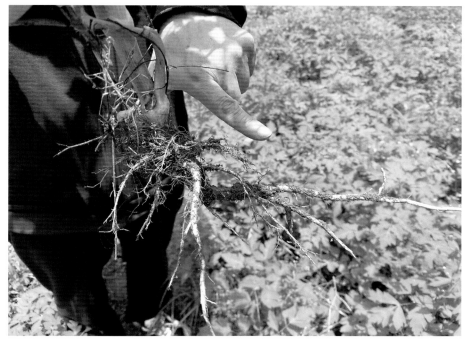
白花前胡根

【化学成分】前胡中含有香豆素类、黄酮类、有机酸、甾醇类以及挥发油类等多种化学成分，其中香豆素类为其主要的药效活性成分，包括东莨菪内酯、伞形花内酯、异莨菪亭等简单香豆素类，以及白花前胡苷I、前胡香豆素G、补骨脂素等呋喃香豆素类，另有白花前胡甲素、白花前胡乙素、白花前胡素E等吡喃香豆素类[3]。

【质量标准】根据2020年版《中国药典》，水分不得超过12.0%（通则0832第二法），总灰分不得超过8.0%（通则2302），酸不溶性灰分不得超过2.0%（通则2302）。

本品按干燥品计算，含白花前胡甲素（$C_{21}H_{22}O_7$）不得少于0.90%，含白花前胡乙素（$C_{24}H_{26}O_7$）不得少于0.24%。

【功效】降气化痰，散风清热。

【主治】用于痰热喘满，咯痰黄稠，风热咳嗽痰多。

【价格波动】根据天地网的亳州药市，近5年前胡干品统货价格从2016年的52元/千克上涨到最高点78元/千克后不断下降，2018年价格维持在52～60元/千克之间，2019年开始价格跌到20～30元/千克。

【产品开发】①食品，嫩前胡苗民间常作野菜食用。②中成药，前胡是多种化痰止咳类中成药的原料药，如哮喘丸、止咳丸、小儿肺闭宁片、小儿保安丸等。③保健品，如降糖伴侣等。

【主产区】前胡主要分布在浙江、安徽、贵州、四川、重庆、湖南和湖北等地，浙江前胡主产于临安、淳安，而浙江、安徽、四川、贵州为目前国内前胡四大主产区。

【丽水产业发展】丽水中药企业的前胡产品原料主要来源于其他药材市场采购和本地野生资源收购。近年来，由当地政府与浙江康宁医药公司开展合作，采用订单式收购，开始引导前胡向人工种植发展，景宁畲族自治县2021年种植1 000亩，2022年种植1 500亩。农户可放心种植，公司保底收购。

参 考 文 献

[1] 国家药典委员会.中国药典[M].北京：中国医药科技出版社，2020：277.

[2] 浙江省食品药品监督管理局.浙江省中药炮制规范[M].北京：中国医药科技出版社，2015：68-69.

[3] 宋芷琪、李斌、田琨宇，等.前胡与紫花前胡的化学成分和药理作用研究进展[J].中草药，2022，53(3)：948-964.

CHAPTER 3 │ 第三章

其他品种

1 白 芍

本品为毛茛科植物芍药 *Paeonia lactiflora* Pall. 的干燥根。白芍又名杭白芍。*Flora of China* 中将芍药置于芍药科。

【中国药典】 毛茛科植物芍药的干燥根。

【史料记载】 芍药一名，最早见载于《诗经·郑风》："维士与女，伊其相谑，赠之以勺（芍）药。"长沙马王堆汉墓出土的《五十二病方》是载芍药入药的最早文献。《神农本草经》中记载了芍药的性味、功效、主治及生境等，认为"芍药，味苦。治邪气腹痛，除血痹，破坚积寒热疝瘕，止痛，利小便，益气。"此乃芍药最初性味、功效、主治的文献记载。《伤寒杂病论》记载芍药的主治功效有敛阴和营，缓急止痛，清热止利（痢），柔肝调气、养血活血、通血脉、安胎止漏、去水饮、利小便，苦泄通便，养阴助阳，敛阴和阳。《名医别录》中记载："芍药，味酸，微寒，有小毒。主通顺血脉，缓中，散恶血，逐贼血，去水气，利膀胱、大小肠，消痈肿……生中岳及丘陵。二月、八月采根，曝干。"

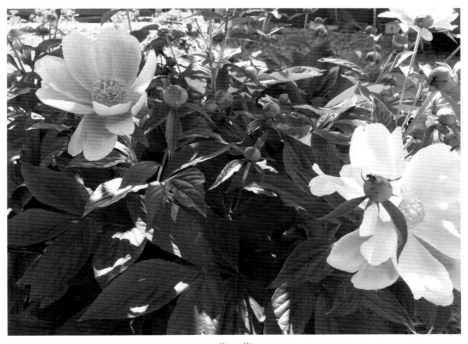

芍 药

【植物形态】多年生草本。根粗壮，分枝黑褐色。茎高40～70厘米，无毛。下部茎生叶为二回三出复叶，上部茎生叶为三出复叶；小叶狭卵形、椭圆形或披针形，顶端渐尖，基部楔形或偏斜，边缘具白色骨质细齿，两面无毛，背面沿叶脉疏生短柔毛。花数朵，生于茎顶和叶腋，有时仅顶端一朵开放，而近顶端叶腋处有发育不好的花芽，直径8～11.5厘米；苞片4～5，披针形，大小不等；萼片4，宽卵形或近圆形；花瓣9～13，倒卵形，白色，有时基部具深紫色斑块；心皮4～5，无毛。蓇葖长2.5～3厘米，直径1.2～1.5厘米，顶端具喙。花期5—6月；果期8月。

【栽培】芍药种植于疏松肥沃且排水良好的土壤，每日需要接受8个小时以上的自然光照，需控制浇水用量，待发现土壤完全干透之后再浇水，避免芍药根系渍水腐烂，并且需要每个月施肥1～2次，使芍药生长更为旺盛[1]。

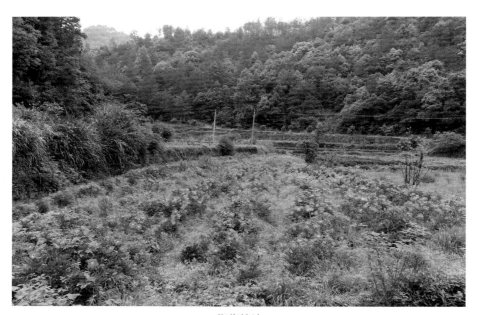

芍药基地

【采收加工】夏、秋二季采挖，洗净，除去头尾和细根，置沸水中煮后除去外皮，或去皮后再煮，晒干。

【炮制】根据2015年版《浙江省中药炮制规范》[2]，取原药，大小分档，水浸，洗净，润软，切片，干燥。

【药材性状】多为类圆形的片，直径1～2.5厘米。切面类白色或微带棕红色，平滑，角质样，形成层环稍明显，木质部具较稀疏的放射状纹理。质脆。气微，味微苦，酸。

【化学成分】白芍中的化学成分主要有单萜及其苷类、三萜类、多酚类、黄酮类等[3, 4]。其中单萜及其苷类化合物主要有芍药苷、氧化芍药苷、芍药内酯苷、苯甲酰芍药苷等；三萜类化合物主要有齐墩果酸、常春藤皂苷元、芍药二酮等；多酚类化合物主要以没食子酸基础；黄酮类化合物主要有紫云英苷、儿茶素、山奈酚等。

【质量标准】根据2020年版《中国药典》[5]，水分不得超过14.0％（通则0832第二法）；总灰分不得超过4.0％（通则2302）；重金属及有害元素铅不得超过5毫克/千克，镉不得超过1毫克/千克，砷不得超过2毫克/千克，汞不得超过0.2毫克/千克，铜不得超过20毫克/千克（通则2321）；二氧化硫残留量不得超过400毫克/千克（通则2331）；浸出物不得少于22.0％（通则2201）。

本品按干燥品计算，含芍药苷（$C_{23}H_{28}O_{11}$）不得少于1.6％。

【功效】养血调经，敛阴止汗，柔肝止痛，平抑肝阳。

【主治】用于血虚萎黄，月经不调，自汗，盗汗，胸胁痛，腹痛，四肢挛痛，头痛眩晕。

【价格波动】白芍生长周期较长，一般为4～5年。根据天地网的亳州

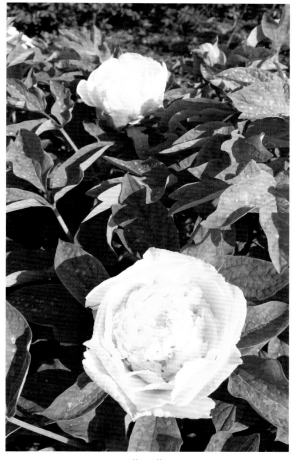

芍 药

药市，2015—2020年白芍的价格从17元/千克波动下滑至11元/千克，经过多年市场行情低迷后2021年开始触底回升。

【产品开发】①以白芍为药物的中药配方，如"桂枝汤""黄芩汤""炙甘草汤"等。②药品，如白芍总苷胶囊、八珍丸、乌鸡白凤丸等。

【主产区】主产于浙江东阳、磐安、缙云、永康、仙居、临安、安吉等地。

【丽水产业发展】白芍在丽水传统种植不多，2011年农业部门调查数据仅为16亩，近年来松阳、缙云等地积极发展种植，松阳县四都乡塘后村菊英家庭农场自2018年开始在香榧林下套种白芍，鲜货销往磐安，亩产量鲜货2 000～2 250千克，亩产值为12 000～13 000元。后续随着丽水花园乡村建设和农旅融合等发展、白芍行情的触底回升以及白芍观赏功能的继续开发，其种植面积进一步扩大。据农业农村相关部门调查，2022年全市白芍种植面积3 068亩，投产面积307亩，产量139.3吨，产值242.08万元。

参 考 文 献

[1] 刘露，尼加提·乃合买提，刘秋琼，等.绿色食品原料白芍栽培技术规程[J]. 现代农业科技，2021(7): 76-77, 80.

[2] 浙江省食品药品监督管理局.浙江省中药炮制规范[M].北京：中国医药科技出版社，2015: 32.

[3] Li P, Shen J, Wang Z Q, et al. Genus *Paeonia*: A comprehensive review on traditional uses, phytochemistry, pharmacological activities, clinical application and toxicology[J]. Journal of Ethnopharmacology, 2021, 269: 113708.

[4] 徐佳新，许浚，曹勇，等.中药白芍现代研究进展及其质量标志物的预测分析[J]. 中国中药杂志，2021, 46(21): 5486-5495.

[5] 国家药典委员会.中国药典[M].北京：中国医药科技出版社，2020: 108-109.

2　白　术

本品为菊科植物白术 *Atractylodes macrocephala* Koidz.的干燥根茎。白术又名冬术。

【中国药典】菊科植物白术的干燥根茎。

【史料记载】《医学启源》记载："除湿益燥，和中益气，其用有九，温中一也，去脾胃中湿二也，除胃热三也，强脾胃，进饮食四也。"《神农本草经》曰："术，味苦，温。主治风寒湿痹、死肌、痉、疸，止汗；除热，消食，作煎饵。久服轻身、延年不饥。一名山蓟。"《名医别录》曰："主治大风在身面，风眩头痛，目泪出，消痰水，逐皮间风水结肿，除心下急满，霍乱吐下不止，利腰脐间血，益津液，暖胃，消谷，嗜食。"

【植物形态】多年生草本。高30 ～ 80厘米，根茎结节状。茎直立，通常自中下部长分枝，全部光滑无毛。叶互生，中部茎叶长3 ～ 6厘米，叶片通常3 ～ 5羽状全裂，极少兼杂不裂而叶为长椭圆形的。侧裂片

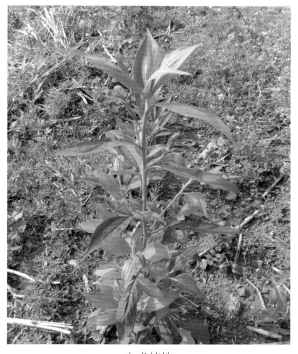

白术植株

1 ～ 2对，倒披针形、椭圆形或长椭圆形；顶裂片比侧裂片大，倒长卵形、长椭圆形或椭圆形；自中部茎叶向上向下，叶渐小，与中部茎叶等样分裂；接花序下部的叶不裂，椭圆形或长椭圆形，无柄；或大部茎叶不裂，但总兼杂有3 ～ 5羽状全裂的叶。全部叶质较薄，两面绿色，叶背色较浅，无毛，叶脉显著突起，边缘或裂片边缘为短针刺状缘毛。瘦果倒圆锥状，被顺向稠密白色的长直毛。花果期8—10月。

【栽培】白术产区属亚热带气候，温和湿润，四季分明。夏初雨热同步，而盛夏多晴热，秋冬光温互补，灾害性天气较多。年平均日照时数1 900小时，年平均气温16.6℃，平均年降水量1 500毫米，无霜期240天。栽培于海拔300 ～ 600米玄武岩发育而成的红黄壤土为佳[1]。

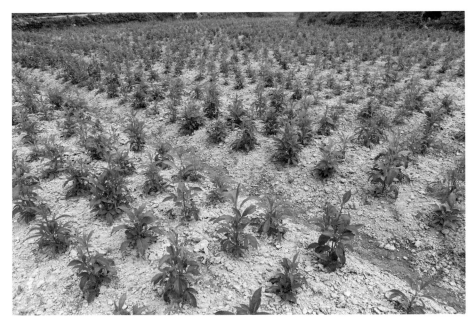

白术基地

【采收加工】冬季下部叶枯黄、上部叶变脆时采挖，除去泥沙，烘干或晒干，再除去须根。

【炮制】根据2015年版《浙江省中药炮制规范》[2]，取原药，除去杂质，大小分档，略浸，洗净，润软，切厚片，干燥；产地已切片者，筛去灰屑。

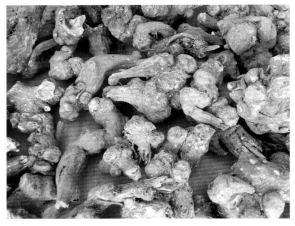

白 术

【药材性状】本品为不规则的肥厚团块，长3～13厘米，直径1.5～7厘米。表面灰黄色或灰棕色，有瘤状突起及断续的纵皱和沟纹，并有须根痕，顶端有残留茎基和芽痕。质坚硬不易折断，断面不平坦，黄白色至淡棕色，有棕黄色的点状油室散在；烘干者断面角质样，色较深或有裂隙。气清香，味甘、微辛，嚼之略带黏性。

【化学成分】白术的化学成分主要包括倍半萜和三萜类、聚乙炔类、香豆素和苯丙素类、黄酮和黄酮苷类、苯醌类及多糖类等。其中倍半萜类、聚乙炔类以及多糖类含量较为丰富且生物活性较为广泛，倍半萜类化合物主要包括白术内酯Ⅰ、白术内酯Ⅱ、白术内酯Ⅲ、双白术内酯和苍术酮等；聚乙炔类化合物主要包括 Atractylodemayne A、Atractylodemayne B、Atractylodemayne C 等[3、4]。

【质量标准】根据2020年版《中国药典》[5]，水分不得超过15.0%（通则0832第二法），总灰分不得超过5.0%（通则2302），二氧化硫残留量不得超过400毫克/千克（通则2331），浸出物不得少于35.0%（通则2201）。

【功效】健脾益气，燥湿利水，止汗，安胎。

【主治】用于脾虚食少，腹胀泄泻，痰饮眩悸，水肿，自汗，胎动不安。

【价格波动】根据天地网的亳州药市，近5年白术干品统货价格在14 ~ 22元/千克区间波动；丽水景宁部分基地也有鲜货散卖，价格可达16 ~ 20元/千克。

【产品开发】①中医处方，如五苓散、逍遥散、补中益气汤等。 ②制剂，如枳术颗粒、参苓白术丸、白带片、香砂养胃胶囊、逍遥颗粒、排毒养颜胶囊等。③保健产品，如黄芪白术西洋参口服液。

【主产区】以浙江绍兴（新昌、嵊州）、金华（磐安、东阳、武义）、台州天台、杭州临安为中心，包括浙东丘陵低山小区、浙中丘陵盆地小区、浙西北丘陵山地小区等周边地区，为"浙八味"之一。

【丽水产业发展】白术在丽水种植时间较长，传统产区以景宁、缙云为主。2011年农业部门调查数据为3 768亩，基地在云和、庆元等地，主要为浙江省望景畲药发展有限公司实施的国家工业和信息化部白术项目基地。2014年面积发展到4 982亩，此后随着白术行情的波动以及主要企业种植品种转变，面积逐年下降到2021年的1 745亩。据农业农村相关部门调查数据，2022年全市白术种植面积1 607亩，投产面积1 607亩，产量355.1吨，产值861.29万元。

参 考 文 献

[1] 高丽. 白术高产高效栽培管理技术[J]. 河南农业，2019 (25): 27, 35.

[2] 浙江省食品药品监督管理局. 浙江省中药炮制规范[M]. 北京：中国医药科技出版社，2015: 30-31.

[3] Zhu B, Zhang Q L, Hua J W, et al. The traditional uses, phytochemistry and pharmacology of *Atractylodes macrocephala* Koidz: A review[J]. Journal of Ethnopharmacology, 2018, 226: 143-167.

[4] 杨丹阳，于欢，吴晓莹，等. 白术化学成分及其生物活性研究进展[J]. 中华中医药学刊，2023，41 (5): 171-182.

[5] 国家药典委员会. 中国药典[M]. 北京：中国医药科技出版社，2020: 107-108.

3 杜 瓜

本品为葫芦科植物栝楼 *Trichosanthes kirilowii* Maxim.或双边栝楼（中华栝楼）*Trichosanthes rosthornii* Harms 的干燥成熟果实。杜瓜又名括蒌、瓜蒌、苦瓜等。

【中国药典】瓜蒌：葫芦科植物栝楼或双边栝楼的干燥成熟果实。

【史料记载】文献中记载最早的是栝楼根（天花粉），首载于《神农本草经》。栝楼实入药始见于《雷公炮炙论》，云："皮、子、茎、根，其效各别。"但具体功效未记载。《名医别录》记载："栝蒌（楼）根，无毒。主除肠胃中痼热，八疸，身面黄，唇干口燥，短气，通脉，止小便利。……实，名黄瓜治胸痹，悦泽人面。茎叶，治中热伤暑。"《本草纲目》载："张仲景治胸痹痛引心背，咳唾喘息，及结胸满痛，皆用栝楼实，乃取其甘寒不犯胃气，能降上焦之火，使痰气下降也。"

【植物形态】

（1）栝楼。攀缘藤本，长达10米。茎较粗，多分枝，具纵棱及槽，

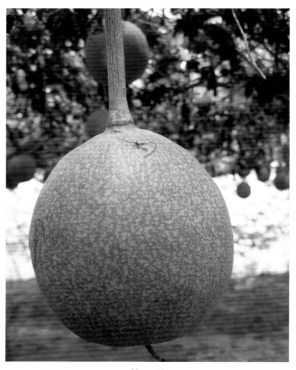

杜 瓜

被白色伸展柔毛。叶片纸质，轮廓近圆形，长宽均5～20厘米，常3～5（～7）浅裂至中裂，稀深裂或不分裂，裂片菱状倒卵形、长圆形，先端钝，急尖，边缘常再浅裂，叶基心形，粗糙，掌状脉5条。卷须3～7歧，被柔毛。花雌雄异株。雄总状花序单生，或与一单花并生，或在枝条上部者单生，被微柔毛，顶端有花5～8，小苞片倒卵形或阔卵形；花萼筒状，顶端扩大，被短柔毛，裂片披针形；花冠白色，裂片倒卵形，两侧具丝状流苏，被柔毛。雌花单生，被短柔毛；花萼筒圆筒形，裂片和花冠同雄花；子房椭圆形，绿色，柱头3。果实椭圆形或圆形，长7～10.5厘米，成熟时黄褐色或橙黄色；种子卵状椭圆形，压扁，淡黄褐色，近边缘处具棱线。花期5—8月，果期8—

10月。

（2）双边栝楼。与栝楼相似，但植株较小。叶片常3～7深裂，近基部，裂片线状披针形至倒披针形，稀菱形，具细齿，叶基心形，掌状脉5～7，卷须2～3歧；雌雄异株。雄花单生，或呈总状花序，或两者并生，小苞片较小，花萼筒窄喇叭形，裂片线形，种子棱线距边缘较远；雌花单生，萼筒被微柔毛，裂片与花冠同雄花。

【栽培】杜瓜喜温暖湿润气候，较耐寒，不耐旱，畏涝，对土壤的要求不高，一般的耕作土壤都可以栽种。但瓜蒌的主根一般能达到1米以上，故应选择地势平坦、排水良好、土层深厚、疏松肥沃的壤土或沙质壤土种植，不宜在低洼地栽培。

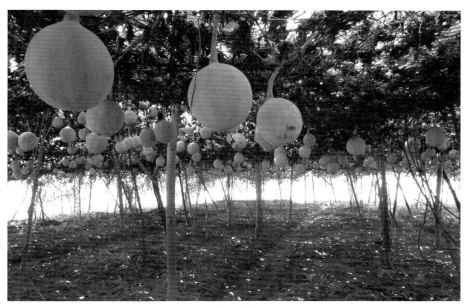
杜瓜基地

【采收加工】秋季果实成熟时，连果柄剪下，置通风处阴干。

【炮制】根据2020年版《中国药典》[1]，压扁，切丝或切块。

【药材性状】呈类球形或宽椭圆形，长7～15厘米，直径6～10厘米。表面橙红色或橙黄色，皱缩或较光滑，顶端有圆形的花柱残基，基部略尖，具残存的果柄。轻重不一。质脆，易破开，内表面黄白色，有红黄色丝络，果瓤橙黄色，黏稠，与多数种子粘连成团。具焦糖气，味微酸、甜。

【化学成分】杜瓜化学成分主要包括萜类、甾醇类、黄酮及其苷类、糖类、有机酸等活性物质[2]。其中萜类化合物主要为三萜类化合物，如栝楼仁二醇、arvenins Ⅲ、葫芦素 B、23，24-二氢葫芦素 D、3-epikarounidiol、karouniidiol-3-O-benzoate 等；甾醇类化合物主要有 α-菠菜甾醇-3β-D-葡萄糖苷、豆甾-5-烯-3β，4β-二醇、多孔甾-3β，6α-二醇、$\triangle^7$-豆甾烯醇-3-β-D-葡萄糖吡喃糖苷等；黄酮及其苷类化合物主要有7-羟基色原酮、11-甲氧基-去甲洋蒿宁、小麦黄素、香叶木素-7-O-β-D-葡萄糖苷、金圣草黄素等。

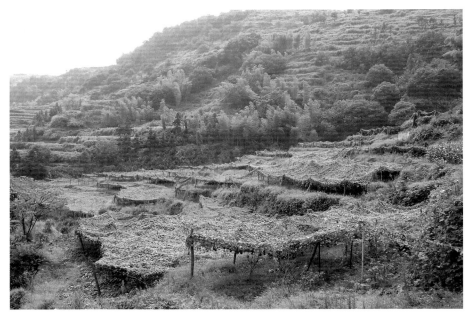

杜瓜基地

【质量标准】根据2020年版《中国药典》，水分不得超过16.0%（通则0832第二法），总灰分不得超过7.0%（通则2302），浸出物不得少于31.0%（通则2201）。

【功效】清热涤痰，宽胸散结，润燥滑肠。

【主治】用于肺热咳嗽，痰浊黄稠，胸痹心痛，结胸痞满，乳痈，肺痈，肠痈，大便秘结。

【价格波动】根据天地网的亳州药市，杜瓜统个价格在2017—2020年基本在15～20元/千克区间波动，2021年价格开始从20元/千克反弹到27元/千克。

【产品开发】①杜瓜籽，可以炒制生产吊瓜子或提取杜瓜籽油。②杜瓜皮，可以制作减肥茶、果脯、酱油等。③杜瓜瓤，可用于清凉饮料、果醋、果酒的开发。④药品，如杜瓜皮注射液、丹蒌片、天花粉蛋白注射液等。

【主产区】全国杜瓜生产基地主要集中于安徽、浙江、江西、江苏、河北、山东、湖南等省份。浙江主要在西北山区种植较多，主要分布于丽水、嘉兴、湖州、杭州等地。

【丽水产业发展】丽水最早在青田县海溪乡种植杜瓜，余松芹于2007年从平湖引种杜瓜0.6亩，到2012年青田海溪乡杜瓜基地发展到300多亩，此外松阳赤寿、莲都丽新等地也相继引进杜瓜种植。据农业部门数据，丽水杜瓜面积发展到2016年达3 613亩（其中松阳县2 450亩、青田县820亩等），此后随着市场行情下滑，面积下降到2 000亩左右。杜瓜为藤本多年生植物，其旺盛生长期在5月下旬至10月上旬，可以与其他经济作物实行间套种，从而提高单位面积产值，如莲都区茶农积极摸索开展白茶与杜瓜高效立体栽培，取得了较好的经济效益，并编制了丽水市地方标准《生态茶园套种栝楼生产技术规程》（DB 3311/T 166—2021）。据农业农村相关部门调查数据，2022年全市杜瓜种植面积1 640亩，投产面积1 046亩，产量193.75吨，产值588.13万元。

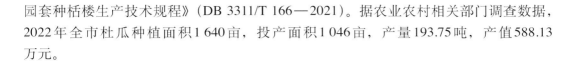

参 考 文 献

[1] 国家药典委员会 . 中国药典 [M]. 北京 : 中国医药科技出版社 , 2020: 116-117.

[2] 楚冬海 , 张振秋 . 瓜蒌化学成分的研究进展 [J]. 中华中医药学刊 , 2020, 38 (7): 198-203.

4 杜 仲

本品为杜仲科植物杜仲 *Eucommia ulmoides* Oliv. 的干燥树皮。

【中国药典】 杜仲科植物杜仲的干燥树皮。

【史料记载】 "杜仲" 一词始载于《神农本草经》，列为上品，记载："杜仲，味辛平。主治腰脊痛，补中，益精气，坚筋骨，强志，除阴下痒湿，小便余沥。久服轻身，耐老。一名思仙。"《名医别录》中描述杜仲："味甘，温，无毒。主治脚中酸疼痛，不欲践地。一名思仲，一名木棉。"《本草纲目》记载杜仲功效为"（治）腰膝痛，补中益精气，坚筋骨，强志，除阴下痒湿，小便余沥。久服，轻身耐老。"

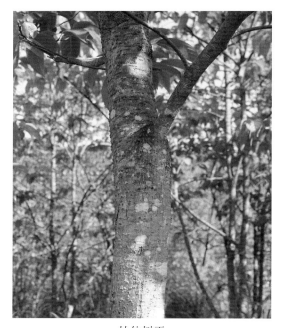

杜仲树干

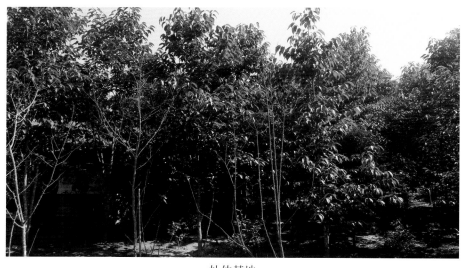

杜仲基地

【植物形态】落叶乔木，高达20米，胸径约50厘米；树皮灰褐色，粗糙，折断拉开有多数细丝。嫩枝有黄褐色毛，不久变秃净，老枝有明显的皮孔。叶椭圆形、卵形或矩圆形，薄革质，长6～15厘米，宽3.5～6.5厘米；基部圆形或阔楔形，先端渐尖；上面暗绿色，初时有褐色柔毛，不久变秃净，老叶略有皱纹，下面淡绿，初时有褐毛，以后仅在脉上有毛；边缘有锯齿。花单性，异株，生于当年枝基部；苞片倒卵状匙形，顶端圆形，边缘有睫毛，早落；雄花簇生，雄蕊长约1厘米，花丝长约1毫米，无毛，药隔突出，花粉囊细长；雌花单生，苞片倒卵形，无毛，1室，扁而长，先端2裂，子房柄极短。翅果扁平，长椭圆形，先端2裂，基部

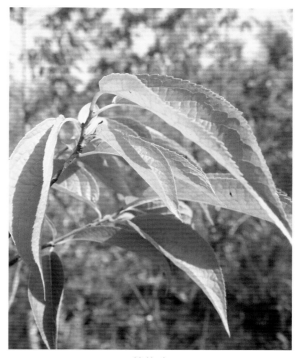

杜仲叶

楔形，周围具薄翅。种子扁平，线形，两端圆形。早春开花，秋后果实成熟。

【栽培】杜仲属喜光树种，适宜生长在温暖凉爽、阳光充足、年降水量在1 000毫米左右的地区，对土壤及酸碱度要求不严，但以在土层深厚、肥沃、排水良好、富含腐殖质、pH 5.0～8.4的沙性壤土上生长较好。杜仲适应能力强，耐寒，耐干旱，8℃以上就能发芽，能耐−20℃的低温，但幼苗耐寒能力差。

【采收加工】4—6月剥取，刮去粗皮，堆置"发汗"至内皮呈紫褐色，晒干。

【炮制】根据2020年版《中国药典》[1]：杜仲，刮去残留粗皮，洗净，切块或丝，干燥；盐杜仲，取杜仲块或丝，照盐炙法（通则0213）炒至断丝、表面焦黑色。

【药材性状】本品呈板片状或两边稍向内卷，大小不一，厚3～7毫米。外表面淡棕色或灰褐色，有明显的皱纹或纵裂槽纹，有的树皮较薄，未去粗皮，可见明显的皮孔。内表面暗紫色，光滑。质脆，易折断，断面有细密、银白色、富弹性的橡胶丝相连。气微，味稍苦。

【化学成分】杜仲包含多种化学成分，包括木脂素类、环烯醚萜类、酚酸类、黄酮类、萜类、甾体类和多糖类等[2, 3]。其中木脂素类多数为苷类化合物，主要有环橄榄脂素、杜仲脂素A、丁香脂素二葡萄糖苷、松脂醇二葡萄糖苷等；环烯醚萜类包括京尼平苷酸、桃叶珊瑚苷、筋骨草苷、车叶草苷、杜仲醇、杜仲苷等；酚酸类主要有咖啡酸、绿原酸、香草酸、隐绿原酸等；黄酮类主要有芦丁、儿茶酸、表儿茶素、木蝴蝶素等。

【**质量标准**】根据2020年版《中国药典》[1]，浸出物不得少于11.0%（通则2201）。本品含松脂醇二葡萄糖苷（$C_{32}H_{42}O_{16}$）不得少于0.10%。

【**功效**】补肝肾，强筋骨，安胎。

【**主治**】用于肝肾不足，腰膝酸痛，筋骨无力，头晕目眩，妊娠漏血，胎动不安。

【**价格波动**】根据天地网的亳州药市，2017—2021年杜仲价格从11.5元/千克缓慢上涨到13元/千克，2022年开始价格上涨到16元/千克。

【**产品开发**】①中成药，包括采用杜仲皮或叶为原料制备的杜仲平压片、杜仲颗粒、全杜仲胶囊、杜仲壮骨丸等。②保健品，包括杜仲叶代用茶、杜仲雄花茶、减肥丸等。③食品，如杜仲籽油、杜仲挂面、杜仲糖果、杜仲可乐、杜仲咖啡等。④橡胶用品，可应用于医用器械、轮胎工业、汽车配件等领域。⑤饲料添加剂，可提高家禽及牲畜免疫力。

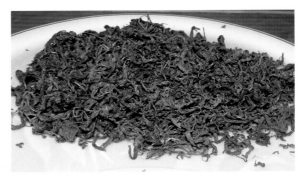
杜仲茶

【**主产区**】杜仲主产于四川、重庆、贵州、湖南、湖北、河南、陕西等省份，浙江主要分布在丽水、开化、瑞安、诸暨等地。丽水的景宁、龙泉、遂昌、青田等地均有种植。

【**丽水产业发展**】杜仲是丽水传统道地中药材，各地野生资源均有分布，且民间使用历史悠久，如用作泡酒、入膳、茶饮等。据农业部门数据2011年至今丽水市杜仲人工种植面积稳定在5 000～6 000亩，种植区域主要分布在庆元、景宁、龙泉、遂昌等地。但由于其价格长期不高，种植效益差，各地大部分杜仲林仅作为经济林发展未采收，也有部分基地通过杜仲叶制茶、幼龄杜仲林下套种其他经济作物等方式提高种植效益，如2018年丽水市中药材产业发展中心在龙泉市安仁镇刘坊村建设了20亩杜仲林下套种襄荷生态模式种植示范基地，该种植模式亩产值达17 700元左右，亩收益在6 500元。据农业农村相关部门调查数据，2022年全市杜仲种植面积5 910亩，产量463.24吨，产值504.94万元。

参 考 文 献

[1] 国家药典委员会.中国药典[M].北京:中国医药科技出版社,2020:172-173.

[2] 龚频,韩业雯,翟鹏涛,等.杜仲叶的活性成分、药理作用及其在食品加工中的应用[J].食品工业科技,2022,43 (10): 395-404.

[3] 王晓瑞,王鋆坦,朱海华,等.杜仲主要化学成分及保健作用与应用[J].食品安全质量检测学报,2021,12 (6): 2292-2303.

5　厚　朴

本品为木兰科植物厚朴*Houpoea officinalis*（Rehder et E. H. Wilson）N. H.Xia et C. Y. Wu 或凹叶厚朴*Houpoea officinalis*'Biloba'的干燥干皮、根皮及枝皮。

【中国药典】干皮，卷成筒状，干燥，习称"筒朴"；根皮（根朴），阴干，习称"鸡肠朴"；枝皮（枝朴），阴干。

【史料记载】厚朴始载于《神农本草经》，列为中品，记载："味苦，温。主治中风，伤寒，头痛，寒热，惊悸气，血痹，死肌，去三虫。"其中简要记载了厚朴的性味主治。《名医别录》记载，其"主温中，益气，消痰，下气，治霍乱及腹痛，胀满，胃中冷逆，胸中呕逆不止，泄痢，淋露，除惊，去留热，止烦满，厚肠胃"，明确指出厚朴具有燥湿消痰，下气除满的功效。

厚朴在丽水市发展有悠久的历史，龙泉市竹垟畲族乡后排岭村因在清顺治年间曾向朝廷进贡过厚朴，得到"紫油贡朴"的美称。经考证，丽水本土厚朴主要为凹叶厚朴。景宁畲族自治县山地面积大，厚朴种植面积占全国种植面积的近1/3，其厚朴质量也名扬海外，景宁于2001年荣获"中国厚朴之乡"的美誉。

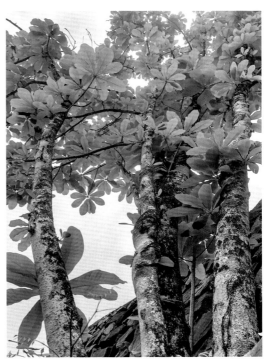

厚　朴

【植物形态】

（1）厚朴。落叶乔木，高达20米；树皮厚，褐色，不开裂；小枝粗壮，淡黄色或灰黄色，幼时有绢毛；顶芽大，狭卵状圆锥形，无毛。叶大，近革质，7～9枚聚生于枝端，长圆状倒卵形，长22～45厘米，宽10～24厘米，先端具短急尖或圆钝，基部楔形，全缘而微波状，上面绿色，无毛，下面灰绿色，被灰色柔毛，有白粉。花白色，直径10～15厘米，芳香；花梗粗短，被长柔毛，离花被片下1厘米处具苞片脱落痕，花被片9～12（～17），厚肉质，外轮3片淡绿色，长圆状倒卵形，盛开时常向外反卷，内两轮白色，倒卵状匙形，基部具爪。聚合果长圆状卵圆形；蓇葖具长为3～4毫米的喙；种子三角状倒卵形。花期5—6月，果期8—10月。

（2）凹叶厚朴。与厚朴不同之处在于叶先端凹缺呈2钝圆的浅裂片，但幼苗之叶先端钝圆，并不凹缺；聚合果基部较窄。花期4—5月，果期10月。

【栽培】厚朴、凹叶厚朴为山地特有树种，喜温暖、潮湿、雨雾多的环境，以土层深厚、肥沃、疏松、腐殖质丰富、排水良好、微酸性或中性的沙壤土为宜。幼苗怕强光，应适当阴蔽，定植应选向阳地。

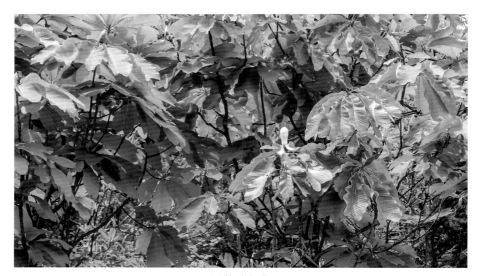

厚朴叶和花

【采收加工】4—6月剥取，根皮和枝皮直接阴干；干皮置沸水中微煮后，堆置阴湿处，"发汗"至内表面变紫褐色或棕褐色时，蒸软，取出，卷成筒状，干燥。

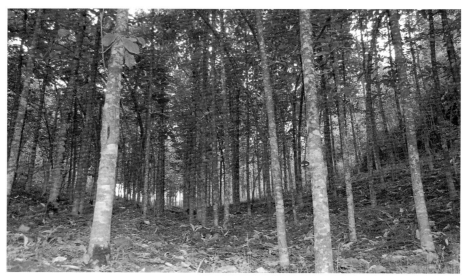

厚朴基地

【炮制】根据2020年版《中国药典》[1]：厚朴，刮去粗皮，洗净，润透，切丝，干燥；姜厚朴，取厚朴丝，照姜汁炙法（通则0213）炒干。

【药材性状】

（1）干皮。呈卷筒状或双卷筒状，长30～35厘米，厚0.2～0.7厘米；近根部的干皮一端展开如喇叭口，长13～25厘米，厚0.3～0.8厘米。外表面灰棕色或灰褐色，粗糙，有时呈鳞片状，较易剥落，有明显椭圆形皮孔和纵皱纹，刮去粗皮者显黄棕色。内表面紫棕色或深紫褐色，较平滑，具细密纵纹，划之显油痕。质坚硬，不易折断，断面颗粒性，外层灰棕色，内层紫褐色或棕色，有油性，有的可见多数小亮星。气香，味辛辣、微苦。

（2）根皮。呈单筒状或不规则块片；有的弯曲似鸡肠。质硬，较易折断，断面纤维性。

（3）枝皮。呈单筒状，长10～20厘米，厚0.1～0.2厘米。质脆，易折断，断面纤维性。

【化学成分】厚朴的化学成分主要为木脂素类、生物碱类，以及苯乙醇苷、酚苷、挥发油等[2, 3]。其中木脂素类化合物主要有以厚朴酚、和厚朴酚为代表的联苯型木脂素，丁香酯素为代表的双环氧木脂素，icariside E_3 和 icariside E_5 为代表的简单木脂素，houpulin J为代表的单环氧木脂素等。生物碱类化合物主要为有机胺类和异喹啉类生物碱。苯乙醇苷、酚苷是从厚朴中新发现的成分类型，主要有木兰苷A、木兰苷D、毛蕊花糖苷、木莲苷D、柴胡木脂素苷A、紫丁香苷等。挥发油主要为桉叶醇及其同分异构体。

【质量标准】根据2020年版《中国药典》，水分不得超过15.0%（通则0832第四法），总灰分不得超过7.0%（通则2302），酸不溶性灰分不得超过3.0%（通则2302）。

本品按干燥品计算，含厚朴酚（$C_{18}H_{18}O_2$）与和厚朴酚（$C_{18}H_{18}O_2$）的总量不得少于2.0%。

【功效】燥湿消痰，下气除满。

【主治】用于湿滞伤中，脘痞吐泻，食积气滞，腹胀便秘，痰饮喘咳。

【价格波动】根据天地网的亳州药市，近5年厚朴干品价格在10～12元/千克之间波动，价格比较稳定。

【产品开发】①中成药，如藿香正气水系列制剂、芙朴感冒颗粒、厚朴温中丸、厚朴排气合剂等常见中药制剂。②膏方，根据厚朴功效进行配伍运用。③保健品，如新态牌怡爽含片、思朗牌仁厚饼干、蓝韵牌甘舒胶囊、金舒通胶囊等。④日化用品，如厚朴牙膏、厚朴漱口水等。⑤木制品，厚朴木材可制作乐器、机械、船具、玩具等。

【主产区】厚朴主产于湖北、四川、重庆、陕西、浙江、福建、江苏、江西等省份。浙江丽水的景宁、龙泉、松阳、遂昌、青田等地均有种植。

【丽水产业发展】厚朴是丽水传统道地中药材，明成化二十二年（1486）已将厚朴列入药类（处州府志）。清代龙泉50年以上的厚朴根皮作为贡朴，称为"紫油贡朴"，松阳农民加工成"盘香朴"，质量上乘，销至北京、天津、山东、江苏等省份及东南亚等地区。20世纪丽水厚朴产量占全国40％以上，是国家统一管理的指令性计划药材。1984年在云和、景宁推广厚朴砍伐萌芽再生抚育技术，该法具有节省种苗、比种子育苗移栽成林快3 ~ 5年的优点。景宁厚朴、龙泉厚朴在浙江省首届农产品博览会上获得优质农产品奖。2001年景宁畲族自治县荣获"中国厚朴之乡"之称，厚朴种苗基地被评为全国特色种苗基地，2005年景宁畲族自治县林业局、景宁畲族自治县营林公司、景宁畲族自治县质量技术监督局制订了《无公害厚朴》地方标准，经浙江省质量技术监督局批准发布实施。近年来由于厚朴市场行情价格一般，且景宁、云和等产地劳动力价格上涨，丽水厚朴在市场上货源走动一般。据农业农村相关部门调查数据，2022年全市厚朴种植面积115 505亩，产量4 761.75吨，产值4 933.33万元。

参 考 文 献

[1] 国家药典委员会.中国药典[M].北京：中国医药科技出版社，2020: 263.

[2] 薛珍珍，张瑞贤，杨滨.厚朴道地性研究进展[J].中国中药杂志，2019，44(17): 3601-3607.

[3] Luo H Y, Wu H W, Yu X K, et al. A review of the phytochemistry and pharmacological activities of Magnoliae officinalis cortex.[J]. Journal of Ethnopharmacology, 2019, 236: 412-442.

6　金　银　花

本品为忍冬科植物忍冬 *Lonicera japonica* Thunb. 的干燥花蕾或带初开的花。

【中国药典】忍冬科植物忍冬的干燥花蕾或带初开的花。

【史料记载】金银花药用历史悠久，"忍冬"一词最早源于晋代医学家葛洪的《肘后备急方》，后见于《名医别录》中"忍冬，味甘温，无毒，列为上品，主治寒热身肿"。"金银花"一词首见于宋代苏轼、沈括的《苏沈内翰良方》："初开白色，数日则变黄，每黄白相间，故名金银花。"《本草纲目》对"金银花"之名进行了进一步详细的注解，"花初开者，蕊瓣俱色白，经二三日，则色变黄，新旧相参黄白相映，故名金银花。"现代医药书籍和商品药材多以金银花为名，并收入《中国药典》。

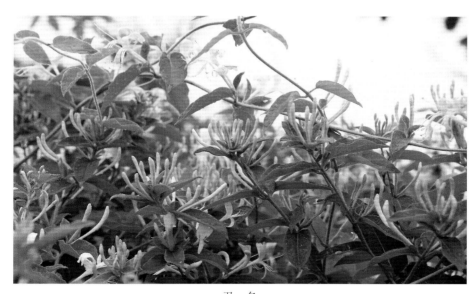

忍　冬

【植物形态】半常绿藤本；幼枝密被硬直糙毛、腺毛和短柔毛。叶纸质，卵形至矩圆状卵形，有时卵状披针形，极少有 1 至数个钝缺刻，长 3 ～ 5（～ 9.5）厘米，顶端尖或渐尖，少有钝、圆或微凹缺，基部圆形或近心形，有糙缘毛；叶柄长 4 ～ 8 毫米，密被短柔毛。总花梗通常单生于小枝上部叶腋，与叶柄等长或稍短，下方者则长达 2 ～ 4 厘米，密被短柔毛，并夹杂腺毛；苞片大，叶状，卵形至椭圆形，长达 2 ～ 3 厘米，有短柔毛或有时近无毛；小苞片顶端圆形或截形，长约 1 毫米，有短糙毛和腺毛；花冠白色，有时基部向阳面呈微红色，后变黄色，唇形，筒稍长于唇瓣，很少近等长，外被或多或少倒生的开展或半开展糙毛和长腺毛，上唇裂片顶端钝形，下唇带状而反曲；雄蕊和花柱均高出花冠。果实圆形，直径6～7毫米，熟时蓝黑色，有光泽；种子卵圆形或椭圆形，褐色，长约3毫米，中部有一凸起的脊，两侧有浅的横沟纹。花期4—6月（秋季亦常开花），果熟期10—11月。

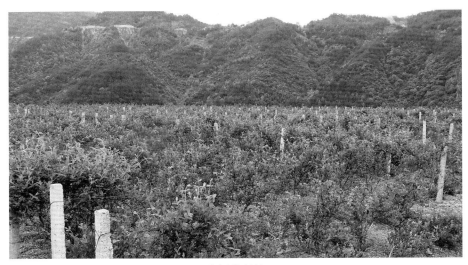

金银花基地

【栽培】金银花适应性很强，喜温热、耐寒冷，对气候要求不严，生长环境温度为−30～30℃。喜阳、耐阴、耐寒性强，也耐贫瘠、耐干旱、耐涝、耐盐碱，对土壤要求不高，但以在土层肥沃深厚、湿润的沙质土壤上生长最佳，我国大部分地区均可种植。

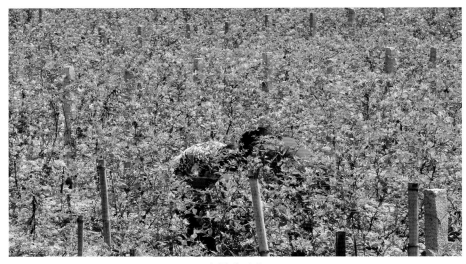

金银花采收

【**采收加工**】夏初花开放前采收，干燥。

【**炮制**】根据2015年版《浙江省中药炮制规范》[1]：炒金银花的炮制，取金银花饮片，照清炒法炒至表面微具焦斑时，取出，摊凉；金银花炭的炮制，取金银花饮片，照炒炭法炒至浓烟上冒，表面焦黑色时，微喷水，灭尽火星，取出，晾干。

【**药材性状**】本品呈棒状，上粗下细，略弯曲，长2～3厘米，上部直径约3毫米，下部直径约1.5毫米。表面黄白色或绿白色（贮久色渐深），密被短柔毛。偶见叶状苞片。花萼绿色，先端5裂，裂片有毛，长约2毫米。开放者花冠筒状，先端二唇形；雄蕊5，附于筒壁，黄色；雌蕊1，子房无毛。气清香，味淡、微苦。

【**化学成分**】金银花的化学成分主要包括挥发油、环烯醚萜苷类、黄酮类、三萜皂苷类和有机酸类等[2]。其中挥发油种类最多，主要有芳樟醇、金合欢醇、抗坏血酸二棕榈酸酯、亚麻酸甲酯等。环烯醚萜苷类主要有马钱苷、当药苷、断氧化马钱子苷、断马钱子酸、7-乙氧基獐牙菜苦苷、裂环马钱子苷A等。黄酮类主要有芦丁、木犀草素、槲皮素、忍冬苷等。三萜皂苷类主要有灰毡毛忍冬皂苷甲/乙、灰毡毛忍冬次皂苷甲/乙、川续断皂苷乙、木通皂苷D、常春藤皂苷元等。有机酸类是金银花的主要功能性成分之一，主要为绿原酸类物质及咖啡酸衍生物，如3，5-二-*O*-咖啡酰奎宁酸、4，5-二-*O*-咖啡酰奎宁酸等。

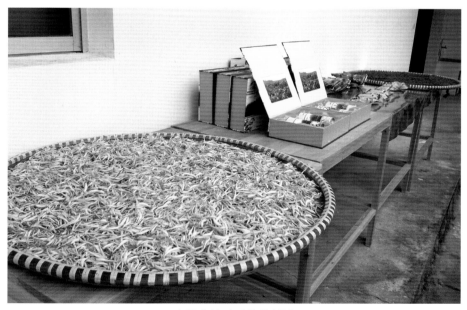

金银花摊晾及其茶制品

【**质量标准**】根据2020年版《中国药典》[3]，水分不得超过12.0%（通则0832第四法）；总灰分不得超过10.0%（通则2302）；酸不溶性灰分不得超过3.0%（通则2302）；重金属及有害元素铅不得超过5毫克/千克，镉不得超过1毫克/千克，砷不得超过2毫克/千克，汞不得超过0.2毫克/千克，铜不得超过20毫克/千克（通则2321）。

本品按干燥品计算，含绿原酸（$C_{16}H_{18}O_9$）不得少于1.5%，含酚酸类以绿原酸（$C_{16}H_{18}O_9$）、3，5-二-O-咖啡酰奎宁酸（$C_{25}H_{24}O_{12}$）和4，5-二-O-咖啡酰奎宁酸（$C_{25}H_{24}O_{12}$）的总量计不得少于3.8%，含木犀草苷（$C_{21}H_{20}O_{11}$）不得少于0.050%。

【功效】 清热解毒，疏散风热。

【主治】 用于痈肿疔疮，喉痹，丹毒，热毒血痢，风热感冒，温病发热。

【价格波动】 根据天地网的亳州药市，近5年金银花干品价格从2017年105元/千克上涨到2020年新冠疫情初期的255元/千克高点后逐渐回落到2021年的150元/千克左右。

【产品开发】 ①中成药，是多种中成药（如银翘解毒片、银黄口服液、双黄连口服液、脉络宁、金嗓开音丸等）的主要药味。②食品，包括凉茶饮品、金银花罗汉果饮料、刺梨金银花速溶茶珍等。③化妆品，如金银花保湿水、面膜、香水等。④日化品，如金银花牙膏、花露水、沐浴露、洗手液等。

【主产区】 金银花主产河南封丘、山东平邑和河北巨鹿。浙江省亦有种植。

【丽水产业发展】 丽水各地金银花野生资源较丰富，景宁从20世纪90年代初引进人工种植金银花。2010年开始随着行情的升温，景宁、遂昌、松阳等地从山东、湖南引进九丰1号、蒙金1号等品种种植，同时由于新垦土地金银花种植面积扩大，全市金银花种植面积从2010年的2 869亩迅速增加到2013年的7 885亩，其中景宁3 150亩，各地均有百亩以上的种植基地并且积极开展QS认证，同时积极探索相关种植模式，如景宁畲族自治县标溪乡于章村探索金银花＋春大豆（马铃薯）套种循环种植示范，景宁大均乡李宝村探索金银花农旅融合方式都取得了良好的效果。此后随着市场行情的下滑以及人工种植成本的增加，种植效益不断减少，大多基地处于失管状态，全市种植面积下降到2021年的4 440亩。据农业农村相关部门调查数据，2022年全市金银花种植面积3 415亩，投产面积1 735亩，产量81.72吨，产值939.2万元。

参 考 文 献

[1] 浙江省食品药品监督管理局.浙江省中药炮制规范[M].北京：中国医药科技出版社，2015: 261-262.

[2] 朱文卿，任汉书，郑媛媛，等.金银花的功能性成分及其生物活性研究进展[J].食品工业科技，2021，42(13): 412-426.

[3] 国家药典委员会.中国药典[M].北京：中国医药科技出版社，2020: 230-232.

7　木　槿　花

　　本品为锦葵科植物木槿 *Hibiscus syriacus* L. 或白花重瓣木槿 *Hibiscus syriacus* f. *albus-plenus* Loudon 的干燥花。木槿花又名朝开暮落花、白槿花等。

　　【中国药典】无。

　　【史料记载】木槿入药始载于《日华子本草》。《本草汇言》记载："木槿，其花南北随处即有之，可种可扦，其木如李，其叶末尖而有桠齿，五月开花，其花小而艳，或白或粉红，有单叶千叶者。"《本经逢原》载木槿花："红者治肠风血痢，白者治白带白痢。"《医林纂要》记载"木槿花，肺热咳嗽吐血者宜之""清肺宁心，渗湿去热"，指出木槿花具清热凉血祛湿、止咳宁心之效。《本草蒙筌》记载："入药须花枝各用。枝主痢后热渴，令人得眠，绞汁度丝，软滑易络；花主泻痢肠风，涩肠止血，作汤代茗，风痒渐驱。二者用之，并宜炒过。"

　　【植物形态】

　　(1) 木槿。落叶灌木，高3～4米，树皮灰褐色，小枝密被黄色星状茸毛。叶菱形至三角状卵形，长3～10厘米，宽2～4厘米，具深浅不同的3裂或不裂，先端钝，基部楔形，边缘具不整齐齿缺；叶柄长5～25毫米，上面被星状柔毛；托叶线形，长约6毫米，疏被柔毛。花单生于枝端叶腋间；小苞片6～8，线形，密被星状疏茸毛；花萼

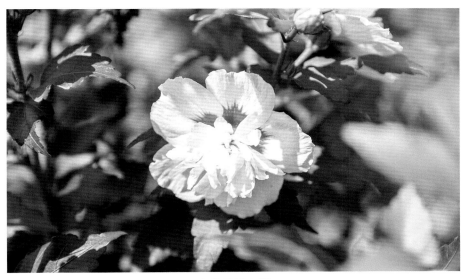

白花重瓣木槿

钟形，密被星状短茸毛，裂片5，三角形；花钟形，淡紫色，花瓣倒卵形，长3.5～4.5厘米，外面疏被纤毛和星状长柔毛。蒴果卵圆形，密被黄色星状茸毛；种子肾形，背部被黄白色长柔毛。花期7—10月。

（2）白花重瓣木槿。花白色，重瓣，直径6～10厘米。

【栽培】木槿喜光，也耐半阴，喜温暖湿润气候，较耐寒。抗逆性强，对土壤要求不严，可适应干旱、盐碱、瘠薄等不良土壤条件，在重黏土中也能生长。主要繁殖方式以扦插繁殖和分株繁殖为主。

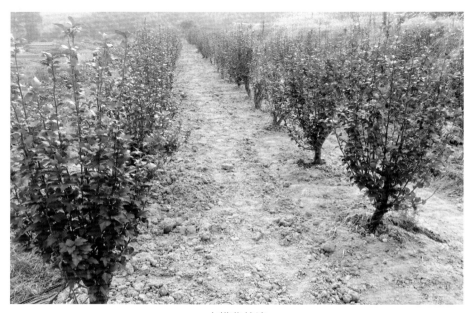

木槿花基地

【采收加工】夏季花半开放时采收，干燥。

【炮制】根据2015年版《浙江省中药炮制规范》[1]，取原药，除去枝、叶等杂质，筛去灰屑。

【药材性状】皱缩成卵状或不规则圆柱状，长1.5～3.5厘米，宽1～2厘米，常带有被星状毛的短花梗。副萼片6～7，线性；花萼钟状，灰黄绿色，先端5裂，裂片三角状，被星状毛；花冠类白色、黄白色或浅棕黄色，单瓣者5片，重瓣者10余片；雄蕊多数，花丝连合成筒状。气微香，味淡。

【化学成分】木槿花富含黄酮类、挥发油、多糖类、色素类、氨基酸等化学成分[2-4]。其中黄酮类主要有山柰酚-O-六碳糖-C-六碳糖苷、山柰酚-3-O-芸香糖苷、芹菜素、芹菜素-C-二葡萄糖苷、芹菜素-葡萄糖芹糖苷、芹菜素-7-O-芸香糖苷、矢车菊素-3-丙二酰葡萄糖苷。挥发油主要有龙脑、柏木烯、柏木脑、1-癸炔、十一烷、十二烷、十三烷、壬酸乙酯、α-蒎烯等。多糖类组成较单一，其单糖主要由甘露糖、鼠李糖、葡萄糖、半乳糖、阿拉伯糖构成。色素类主要有天竺葵素、锦葵素、矢车菊素、牵牛花色素、飞燕草素等。

　　【质量标准】无。

　　【功效】清湿热，凉血。

　　【主治】用于痢疾，腹泻，痔疮出血，白带；外用于疖肿。

　　【价格波动】根据天地网的亳州药市，近5年木槿花干货价格在60～90元/千克区间波动，丽水部分基地鲜花出售价在8～14元/千克。

　　【产品开发】①木槿花可用于烹饪，如木槿花汤、凉拌木槿花等。

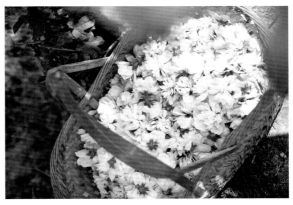

木槿花

②食品，如花茶、花饼、花酒等。③日化品，如木槿花洗发水、沐浴露、面膜等。

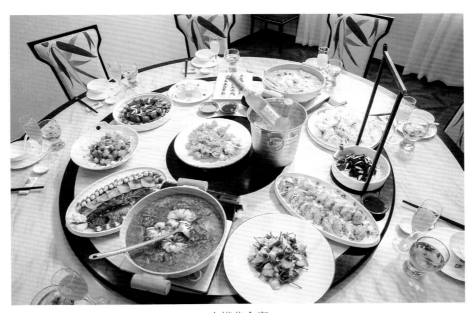

木槿花全宴

　　【主产区】木槿花种植主要集中在安徽南部、浙江、福建、江苏、江西、广州等长江以南地区。浙江省主要分布在丽水（龙泉、遂昌）、温州（文成、泰顺）、金华等地。

　　【丽水产业发展】丽水市野生木槿花资源各地均有分布，龙泉、遂昌等民间食用木槿花的历史较久。2002年龙泉市剑湖小学人工种植了2亩木槿花基地并慢慢发展到20亩，此后龙泉市小梅镇黄田村开发160亩荒滩地种木槿，并成立了龙泉市木槿花开发有限公司，建设木槿花加工厂，种植效益较好。2019年遂昌建国家庭农场在三仁畲族乡坑口村发展了遂昌木槿花康养基地，并搭配了木槿花主题农家乐和民宿开展农旅融合，突出养生旅游特色，集木槿花种植、科研、深加工、市场营销为一体，该基地入选2019年丽水市中药材养生园和2020年浙江省中医药文化养生旅游示范基地。据农业农村相关部门调查数据，2022年全市木槿花种植面积312亩，投产面积180亩，产量15.13吨，产值100万元。

参 考 文 献

[1] 浙江省食品药品监督管理局.浙江省中药炮制规范[M].北京:中国医药科技出版社,2015: 254-255.

[2] 金友权.不同品系木槿花水溶性与挥发性成分的差异分析[D].杭州:浙江农林大学,2019.

[3] 黄采姣.木槿花抗氧化活性及其物质基础的研究[D].长沙:中南林业科技大学,2018.

[4] Zhang P, Li Y, Chong S L, et al. Identification and quantitative analysis of anthocyanins composition and their stability from different strains of *Hibiscus syriacus* L. flowers[J]. Industrial Crops & Products, 2022, 177: 114457.

8 温 郁 金

本品为姜科植物温郁金 *Curcuma wenyujin* Y. H. Chen & C. Ling 的干燥根茎（温莪术、片姜黄）和干燥块根（温郁金）。

【中国药典】温莪术，温郁金的根茎蒸或煮至透心，干燥；片姜黄，温郁金的根茎趁鲜纵切厚片，晒干；温郁金，温郁金的块根蒸或煮至透心，干燥。

【史料记载】宋代《本草图经》详细描述了温郁金的原植物，"蓬莪茂生西戎及广南诸州，今江浙或有之。三月生苗，在田野中。……五月有花作穗，黄色，头微紫。根如生姜而茂（术）在根下，似鸡鸭卵，大小不常。九月采，削去粗皮，蒸熟曝干用"，并附《温州蓬莪茂（术）图》。由此可见，温郁金根茎在宋代就已作为莪术药用，并冠以"温州"二字以示道地。清代《本草正义》记载："今市肆姜黄有二种，名片姜黄者，是已切为厚片而后晒干，形如干姜，色不黄，质亦不坚，治风寒湿者即此。又一种则坚实光亮，其色深黄，乃如郁金，是为染色之用，不入药剂者。"表明原姜黄的主流品种应当是温郁金的纵切片，而非现在的姜黄。

【植物形态】多年生草本植物，高80～160厘米。根茎肉质，肥大，椭圆形或长椭圆形，黄色，芳香；根端膨大呈纺锤状的块根。叶基生，具叶耳，叶片长圆形，长35～75厘米，宽14～22厘米，先端尾尖，基部楔形或渐狭，表面光滑，叶背被短柔毛，叶柄约与叶片等长。花葶单独由根茎抽出，与叶同时发出或先叶而出；穗状花序圆柱形，长20～30厘米，直径4～6厘米，有花的苞片淡绿色，卵形，上部无花的苞片较狭，长圆形，白色而染淡红，顶端常具小尖头，被毛；花冠白色，裂片3，喉部被毛，裂片长椭圆形，上方一片较大，顶端具小尖头，被毛；侧生退化雄蕊淡黄色，倒卵状长圆形；唇瓣黄色，倒卵形，先端微凹；子房下位，被长柔毛。花期4—6月。

【栽培】温郁金喜温暖湿润气候，畏严寒霜冻，适宜在年降水量1 200毫米以上、全年无霜期250天左右的中低海拔区域生长，气温−3℃以下易受冻害致死。适宜在土层深厚、疏松湿润、排水良好的冲积土或沙质壤土中生长。干旱对块根和植株生长不利，尤其是在幼苗期必须保持土壤湿润。另外，温郁金对光照敏感，强光对其生长不利，需适当遮阳。

【采收加工】冬季茎叶枯萎后采挖根茎、块根，除去泥沙和细根，洗净，蒸或煮至透心，干燥，药名分别为温莪术、温郁金；或根茎趁鲜纵切厚片，晒干，药名片姜黄。

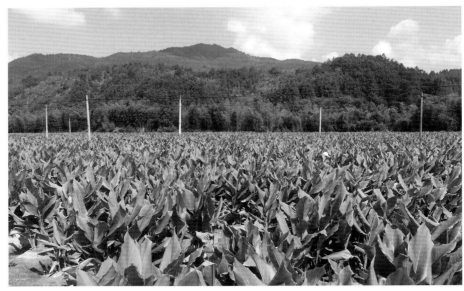

温郁金基地

【炮制】根据2020年版《中国药典》[1]：醋莪术，取净莪术，照醋煮法（通则0213）煮至透心，取出，稍凉，切厚片，干燥。

【药材性状】

（1）温莪术。呈卵圆形、长卵形、圆锥形或长纺锤形，顶端多钝尖，基部钝圆，长2～8厘米，直径1.5～4厘米。表面灰黄色至灰棕色，上部环节突起，有圆形微凹的须根痕或残留的须根，有的两侧各有1列下陷的芽痕和类圆形的侧生根茎痕。质坚实，断面黄棕色至棕褐色，常附有淡黄色至黄棕色粉末。气香或微香。

（2）片姜黄。呈长圆形或不规则的片状，大小不一，长3～6厘米，宽1～3厘米，厚0.1～0.4厘米。外皮灰黄色，粗糙皱缩，有时可见环节及须根痕。切面黄白色至棕黄色，有一圈环纹及多数筋脉小点。质脆而坚实。断面灰白色至棕黄色，略粉质。气香特异，味微苦而辛凉。

（3）温郁金。呈长圆形或卵圆形，稍扁，有的微弯曲，两端渐尖，长3.5～7厘米，直径1.2～2.5厘米。表面灰褐色或灰棕色，具不规则的纵皱纹，纵纹隆起处色较浅。质坚实，断面灰棕色，角质样；内皮层环明显。气微香，味微苦。

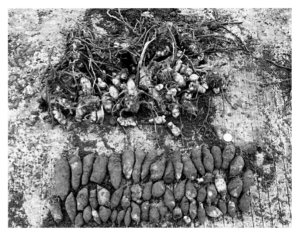

温郁金地下部分

【化学成分】温郁金中化学成分种类繁多，主要有挥发油、姜黄素类、多糖类、甾醇类、生物碱类、树脂类、多肽类、黄酮类等[2]。其中挥发油中的倍半萜类物质为其主要活性成分，有蓬莪术二烯、莪术醇、β-榄香烯、δ-榄香烯、莪术二酮等。姜黄素类化合物以二苯基庚烃类化合物为主，并含少部分戊烃类化合物，最常见的有姜黄素、去甲氧基姜黄素和双去甲氧基姜黄素。

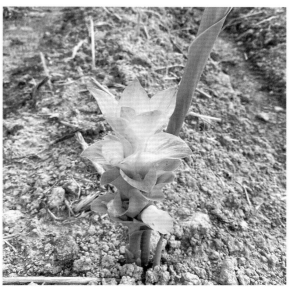
温郁金花

【质量标准】根据2020年版《中国药典》：温莪术，水分不得超过14.0%（通则0832第四法），总灰分不得超过7.0%（通则2302），酸不溶性灰分不得超过2.0%（通则2302），浸出物不得少于7.0%（通则2201），挥发油不得少于1.5%（毫升/克）（通则2204）；片姜黄，挥发油不得少于1.0%（毫升/克）（通则2204）；温郁金，水分不得超过15.0%（通则0832第四法），总灰分不得超过9.0%（通则2302）。

【功效】温莪术，行气破血，消积止痛；片姜黄，破血行气，通经止痛；温郁金，活血止痛，行气解郁，清心凉血，利胆退黄。

【主治】温莪术，用于癥瘕痞块，瘀血经闭，胸痹心痛，食积胀痛；片姜黄，用于胸胁刺痛，胸痹心痛，痛经经闭，癥瘕，风湿肩臂疼痛，跌扑肿痛；温郁金，用于胸胁刺痛，胸痹心痛，经闭痛经，乳房胀痛，热病神昏，癫痫发狂，血热吐衄，黄疸尿赤。

【价格波动】根据天地网的亳州药市，温郁金2016—2020年干品价格在13～18元/千克区间波动，2021年开始价格从23元/千克上涨到38元/千克；温莪术和片姜黄鲜品收购价在2017年达到9～10元/千克顶点后下降迅速，2019年价格跌至3～3.6元/千克，2020年更是跌到只有1.8～2.6元/千克的低点。

【产品开发】①药品，如榄香烯注射液、榄香烯口服乳、莪术油、莪术油注射液、复方莪术油栓。②日化品，以温莪术油为主要成分的系列消毒产品。

【主产区】温郁金主产于浙江温州的乐清、瑞安等地，2010年以来丽水龙泉市、莲都区、青田县、云和县、庆元县等地均有栽培。

【丽水产业发展】丽水最早的温郁金种植基地在2011年莲都区雅溪镇库头村，达100亩，此后遂昌、缙云、云和等地相继引进种植。由于细菌性根腐病等因素，种植面积到2016年稳定在700亩左右，2017年开始，龙泉市八都镇、小梅镇等地引进并通过合理换地轮作，全市种植规模到2019年扩展到2 480亩，但是随着主产区温州瑞安、乐清等地收购价格的不断降低，导致药农种植效益锐减，后续种植面积不断缩小。2020年丽水市农作物总站实施了农业基金会项目"温郁金与玉米间套作高效栽培技术示范与推广"，该模式在保证了中药材、旱粮种植规模的同时又提高了土地利用率和种植效益。2020—2021年实施了浙江省农业重大技术协同推广计划项目"温郁金健康种苗繁育及全程质量追溯体系示范基地"，开展温郁金组培苗繁育以及不同覆盖方式对产量与杂草影响等试验。据农业农村相关部门调查数据，2022年全市温郁金种植面积1 290亩，投产面积1 290亩，产量415.10吨，产值785.94万元。

参 考 文 献

[1] 国家药典委员会.中国药典[M].北京：中国医药科技出版社，2020: 76, 217, 286-287.

[2] 袁玮，秦宇雯，陆兔林，等.温郁金、温莪术、片姜黄饮片的炮制工艺沿革及现代研究[J].中草药，2018, 49 (5): 1192-1200.

9 西 红 花

本品为鸢尾科植物番红花 *Crocus sativus* L. 的干燥柱头。西红花又名番红花、藏红花等。

【中国药典】鸢尾科植物番红花的干燥柱头。

【史料记载】西红花于我国元代就已作为药用，早于欧洲 300 年入药。《本草纲目》草部第十五卷记录，"番红花，出西番回回地面及天方国，即彼地红蓝花也。元时以入食馔用。"张华《博物志》言，"张骞得红蓝花种于西域，则此即一种，或方域地气稍有异耳。气味甘，平，无毒。主治心忧郁积，气闷不散，活血，久服令人心喜，又治惊悸。"《本草品汇精要》也有记载，"番红花主宽胸膈，开胃进饮食，久服滋下元，悦颜色及治伤寒发狂。"元末明初的《回回药方》中收录了很多使用西红花的药方，其治疗范围除调经、安胎、止血、止痛、治疗"肝经肿硬"外，还有治疗中风瘫痪，口眼歪斜、紫白癜风、骨节疼痛、头旋（眩）的功效。

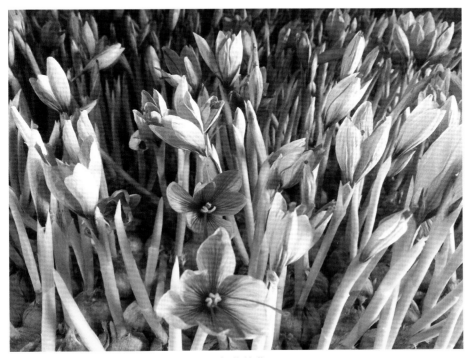

西红花的花

【植物形态】多年生草本。球茎扁圆球形，直径约3厘米，外有黄褐色的膜质包被。叶基生，9～15枚，条形，灰绿色，长15～20厘米，宽2～3毫米，边缘反卷；叶丛基部包有膜质的鞘状叶4～5枚。花茎甚短，不伸出地面；花1～2朵，淡蓝色、红紫色或白色，有香味，直径2.5～3厘米；花被裂片6，两轮排列，内、外轮花被裂片皆为倒卵形，顶端钝，长4～5厘米；雄蕊直立，长2.5厘米，花药黄色，顶端尖，略弯曲；花柱橙红色，长约4厘米，上部3分枝，分枝弯曲而下垂，柱头略扁，顶端楔形，有浅齿，较雄蕊长，子房狭纺锤形。花期10月下旬至11月上中旬。

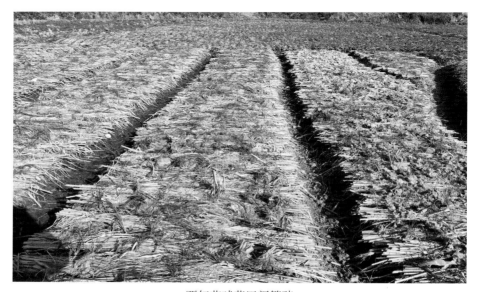

西红花球茎田间繁殖

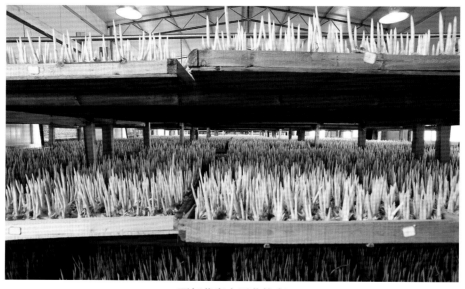

西红花室内开花培育

【栽培】西红花对环境要求较严，喜冷凉、湿润和半阴环境，较耐寒，可在－10℃低温下生长。怕酷热、不耐涝，适宜生长在排水良好、疏松肥沃、腐殖质丰富的沙质土壤，夏季休眠。秋季种植后不久即发根，接着便萌叶开花，至翌年4—5月地上部枯萎。西红花是喜肥作物，尤其在球茎膨大前的营养生殖期，更需要充足的养分。

【采收加工】当西红花花蕾将开时及时采摘，先集中采下整朵花后再集中剥花，采摘时断口宜在花柱的红黄交界处，剥花用手指撕开花瓣，取出花丝。当天采下的花丝摊薄，宜在40～50℃条件下烘干至含水量10%。

【炮制】低温烘干，除去杂质。

【药材性状】呈线形，三分枝，长约3厘米。暗红色，上部较宽而略扁平，顶端边缘显不整齐的齿状，内侧有一短裂隙，下端有时残留一小段黄色花柱。体轻，质松软，无油润光泽，干燥后质脆易断。气特异，微有刺激性，味微苦。

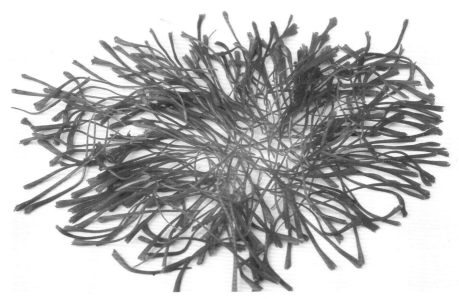

西红花花丝

【化学成分】西红花中主要含有萜类、黄酮类、蒽醌类等化学成分[1]。其中萜类包括以西红花苦苷和藏红花醛为代表的单萜类，西红花酸、西红花苷Ⅰ、西红花苷Ⅱ、西红花苷Ⅲ、西红花苷Ⅴ等二萜类，Azafrine 1和Azafrine 2等三萜类，以及八氢番茄红素、六氢番茄红素、四氢番茄红素、玉米黄素、β-胡萝卜素等四萜类。黄酮类包括花色苷类、山柰酚及其糖苷类、异鼠李素及其糖苷类、槲皮素及其糖苷类。

【质量标准】根据2020年版《中国药典》[2]，干燥失重不得超过12.0%（通则0831），总灰分不得超过7.5%（通则2302），432纳米波长处的吸光度不低于0.50（通则0401），浸出物不得少于55.0%。

本品按干燥品计算，含西红花苷－Ⅰ（$C_{44}H_{64}O_{24}$）和西红花苷－Ⅱ（$C_{38}H_{54}O_{19}$）的

总量不得少于10.0%，含苦番红花素（$C_{16}H_{26}O_7$）不得少于5.0%。

【功效】活血化瘀，凉血解毒，解郁安神。

【主治】用于经闭癥瘕，产后瘀阻，温毒发斑，忧郁痞闷，惊悸发狂。

【价格波动】根据天地网的亳州药市，西红花花丝干品进口价格从2017年12 000～13 000元/千克高点逐渐回落到2021年的4 500元/千克后，探底回升。丽水西红花由于种植面积小，产量不多，大多数基地产品以少量精品包装出售为主，价格可以达到30～60元/克，少部分农户通过统货卖至建德主产区，价格在15 000～22 000元/千克。

【产品开发】①中成药，含有西红花组方的中成药包括二十五味珊瑚丸、七十味珍珠丸、脑心安胶囊等。②食品，作为辛香料和调味品，用于菜肴的调制和着色。③保健品，已获得国家批准的有盛力胶囊、西红花铁皮枫斗膏、颐心茶等。

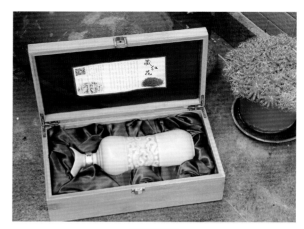
西红花酒

【主产区】西红花主产于伊朗、印度、希腊、摩洛哥、西班牙、意大利等国家。我国的上海（崇明）、浙江（建德、湖州、丽水）、新疆、西藏等地也有种植。

【丽水产业发展】西红花最早于2007年开始在莲都试种。据农业部门数据，2010年遂昌县云峰街道、龙泉市安仁镇等地就有引种西红花发展规模化基地，种植规模从2011年的360亩增加到2015年的556亩。缙云县宏峰西红花专业合作社在壶镇前路南弄创建的西红花基地于2015年获得"浙江省中医药文化养生旅游示范基地"称号，青田县腾飞农业科技有限公司在阜山乡红富垟村建立了100亩西红花种植基地，逐步总结出一套"西红花－稻鱼共生轮作模式"，被评为丽水市"千斤粮、万元钱"十佳农作制度创新模式。此后由于西红花球茎腐烂严重问题一直难以解决，全市种植规模不断降低，遂昌坂口、缙云壶镇还有少部分种植规模。据农业农村相关部门调查数据，2022年全市西红花种植面积80亩，投产面积70亩，产量13.56吨，产值316.2万元。

参 考 文 献

[1] 王平，童应鹏，陶露霞，等.西红花的化学成分和药理活性研究进展[J].中草药，2014，45（20）：3015-3028.

[2] 国家药典委员会.中国药典[M].北京：中国医药科技出版社，2020：134-135.

10　益　母　草

本品为唇形科植物益母草 *Leonurus japonicus* Houtt. 的新鲜或干燥地上部分。又名茺蔚。

【中国药典】唇形科植物益母草的新鲜或干燥地上部分。

【史料记载】益母草始载于《神农本草经》，列为上品，曰："味辛，微温。主明目益精，除水气。久服轻身，茎主瘾疹痒，可作浴汤。一名益母，一名益明，一名大札。生池泽。"《本草蒙筌》记载："总调胎产诸证，故加益母之名。去死胎，安生胎，形淤血，生新血。治小儿疳痢，敷疔肿乳痈。汁滴耳中，又主聤耳。多服消肿下水，久服益精轻身。子味相同，亦理胎产，善除目翳，易去心烦。"《本草从新》记载："治血风血晕，血痛血淋，胎漏产难，崩中带下，消疔肿乳痈，通二便。"由此可见，益母草多用于妇科疾病，冠以益母之名，具有活血调经，清热解毒，利尿消肿的功效，与现今药用一致。

【植物形态】一年生或二年生草本，有密生须根的主根。茎直立，通常高30～120厘米，钝四棱形，微具槽，有倒向糙伏毛，在节及棱上尤为密集，在基部有时近于无毛，多分枝。叶轮廓变化很大，茎下部叶轮廓为卵形，基部宽楔形，掌状3裂，裂片呈

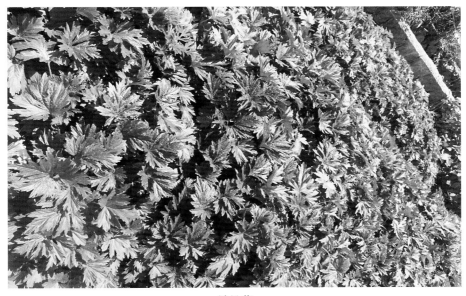

益母草

长圆状菱形至卵圆形，通常长2.5～6厘米，宽1.5～4厘米，裂片上再分裂，上面绿色，有糙伏毛，下面淡绿色，被疏柔毛及腺点，叶脉突出，叶柄长2～3厘米；茎中部叶轮廓为菱形，较小，通常分裂成3个或偶有多个长圆状线形的裂片，基部狭楔形，叶柄长0.5～2厘米；花序最上部的苞叶近于无柄，线形或线状披针形，长3～12厘米，宽2～8毫米，全缘或具稀少牙齿。轮伞花序腋生，具8～15朵花，轮廓为圆球形，多数远离而组成长穗状花序；小苞片刺状，向上伸出，基部略弯曲，有贴生的微柔毛；花梗无。花萼管状钟形，外面有贴生微柔毛，内面离基部1/3以上被微柔毛。花冠粉红色至淡紫红色。小坚果长圆状三棱形，淡褐色，光滑。花期通常在6—9月，果期9—10月。

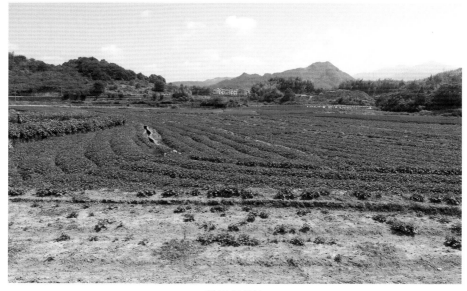

益母草基地

【栽培】益母草喜温暖湿润气候，适宜温度为22～30℃，在阳光、水分充足的条件下生长良好，但不宜积水、怕涝。一般土壤均可种植，但以向阳、土层深厚、肥沃、排水良好的沙质壤土为宜。

【采收加工】鲜品春季幼苗期至初夏花前期采割；干品夏季茎叶茂盛、花未开或初开时采割，晒干，或切段晒干。

【炮制】根据2020年版《中国药

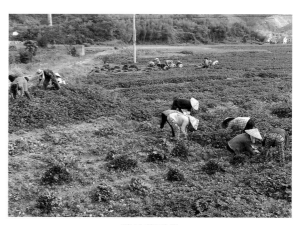

益母草采收

典》[1]及2015年版《浙江省中药炮制规范》[2]，鲜益母草的炮制，除去杂质，迅速洗净；干益母草的炮制，除去杂质，迅速洗净，略润，切段，干燥；益母草炭的炮制，取益母草饮片，照炒炭法炒至表面焦黑色，内部棕褐色，喷淋清水少许，熄灭火星，取出，晾干。

【药材性状】

（1）鲜益母草。幼苗期无茎，基生叶圆心形，5～9浅裂，每裂片有2～3钝齿。花前期茎呈方柱形，上部多分枝，四面凹下呈纵沟状，长30～60厘米，直径0.2～0.5厘米；表面青绿色；质鲜嫩，断面中部有髓。叶交互对生，有柄；叶片青绿色，质鲜嫩，揉之有汁；下部茎生叶掌状3裂，上部叶羽状深裂或浅裂成3片，裂片全缘或具少数锯齿。气微，味微苦。

（2）干益母草。茎表面灰绿色或黄绿色；体轻，质韧，断面中部有髓。叶片灰绿色，多皱缩、破碎，易脱落。轮伞花序腋生，小花淡紫色，花萼筒状，花冠二唇形。切段者长约2厘米。

【化学成分】 益母草所含化学成分主要为生物碱类、二萜类、苯乙醇（苷）类、环烯醚萜苷类、黄酮类及香豆素类等[3]。其中生物碱类是益母草的主要有效成分，有盐酸水苏碱、盐酸益母草碱等；二萜类主要有波斯益母草素B、异前益母草灵素、益母草萜宁A、益母草灵素、益母草宁素等；苯乙醇（苷）类主要有异薰衣草叶苷、益母草诺苷C、益母草诺苷D、异毛蕊花苷等；环烯醚萜苷类主要有6-O-乙酰筋骨草醇、筋骨草苷等；黄酮类主要有芦丁、槲皮素、异槲皮苷、金丝桃苷、山奈酚-3-O-芸香糖苷、芫花素等。

【质量标准】 根据2020年版《中国药典》，干益母草水分不得超过13.0%（通则0832第二法），总灰分不得超过11.0%（通则2302），浸出物不得少于15.0%（通则2201）。

本品按干燥品计算，含盐酸水苏碱（$C_7H_{13}NO_2\cdot HCl$）不得少于0.50%，含盐酸益母草碱（$C_{14}H_{21}O_5N_3\cdot HCl$）不得少于0.050%。

【功效】 活血调经，利尿消肿，清热解毒。

【主治】 用于月经不调，痛经经闭，恶露不尽，水肿尿少，疮疡肿毒。

【价格波动】 根据天地网的亳州药

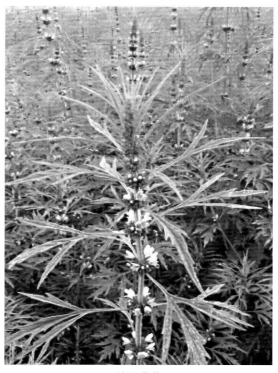

益母草花

市，近5年益母草家种统货价格在3.3 ～ 4.2元/千克区间波动，2021年产新益母草价格5—9月上涨到5.2元/千克，后回落稳定在4.2元/千克。

【产品开发】①食用，益母草幼苗可以当作野菜。②中成药，如益母草颗粒、益母草软胶囊、益母草分散片、益母草流浸膏、益母草口服液、益母草注射液等。③保健品，如人参益母草鹿胎膏。④化妆品，包括益母草祛斑霜等。

【主产区】益母草在全国大部分地区均有分布，主产四川、福建、江苏、广西、广东、云南、贵州等省份，浙江省主要分布在义乌、丽水、诸暨等地，丽水市主要在缙云县和莲都区。

【丽水产业发展】丽水市野生益母草资源各县均有分布，据农业部门数据，丽水市最早的益母草人工种植基地由缙云县2013年引进种植（50亩）。2018年，莲都区丽新乡引进了浙江大德药业在咸宜、山村等村流转土地建成620亩益母草种植基地，当年即带动村集体增收5万元、周边农户增收520余万元。据农业农村相关部门调查数据，2022年全市益母草种植面积265亩，投产面积265亩，产量119.25吨，产值172.25万元。

参 考 文 献

[1] 国家药典委员会.中国药典[M].北京:中国医药科技出版社,2020:302-303.

[2] 浙江省食品药品监督管理局.浙江省中药炮制规范[M].北京:中国医药科技出版社,2015:227.

[3] 乔晶晶，吴啟南，薛敏，等.益母草化学成分与药理作用研究进展[J].中草药,2018,49(23):5691-5704.

11　鱼　腥　草

本品为三白草科植物蕺菜 *Houttuynia cordata* Thunb. 的新鲜全草或干燥地上部分。

【中国药典】三白草科植物蕺菜的新鲜全草或干燥地上部分。

【史料记载】鱼腥草原名"蕺",始载于《名医别录》,列为下品。其别名多因地而异,如猪鼻孔(四川)、鸡儿根(湖南)、臭灵丹(浙江)和臭荞麦(浙江)等。《本草纲目》载:"其叶腥气,故俗称鱼腥草"。《滇南本草》称其能"治肺痈咳嗽带脓血,痰有腥臭,大肠热毒,疗痔疮"。《医林纂要》称其"行水、攻坚、去瘴,解暑。疗蛇虫毒,治脚气,溃痈疽,去瘀血"。

【植物形态】腥臭草本,高30～60厘米;茎下部伏地,节上轮生小根,上部直立,无毛或节上被毛,有时带紫红色。叶薄纸质,有腺点,背面尤甚,卵形或阔卵形,长4～10厘米,宽2.5～6厘米,顶端短渐尖,基部心形,两面有时除叶脉被毛外余均无毛,背面常呈紫红色;叶脉5～7条,全部基出或最内1对离基约5毫米从中脉发出,如为7脉时,则最外1对很纤细或不明显;叶柄长1～3.5厘米,无毛;托叶膜质,长1～2.5厘米,顶端钝,下部与叶柄合生而长成8～20毫米的鞘,且常有缘毛,基部扩大,略抱茎。蒴果长2～3毫米,顶端有宿存的花柱。花期4—7月。

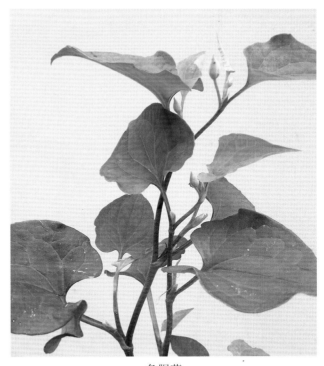

鱼腥草

【栽培】鱼腥草喜温暖潮湿环境,忌干旱,地上茎叶生长的最适温度为20～24℃。选择水源充足、排水良好,土层深厚,质地疏松、肥沃、含腐殖质较多的微酸至中性土壤。目前已制定丽水市地方标准规范《鱼腥草栽培技术规程》(DB 3311/T 58—2020)(附录5)。

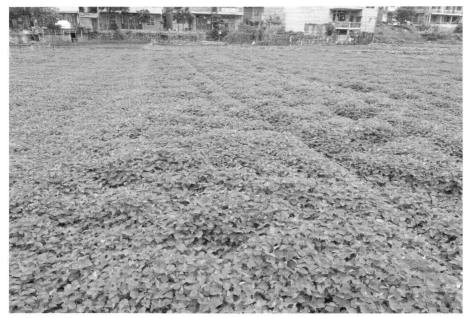

鱼腥草基地

【采收加工】鲜品全年均可采割；干品夏季茎叶茂盛、花穗多时采割，除去杂质，晒干。

【炮制】根据2015年版《浙江省中药炮制规范》[1]，取干鱼腥草饮片，称重，压块。

【药材性状】

（1）鲜鱼腥草。茎圆柱形，长20～45厘米，直径0.25～0.45厘米；上部绿色或紫红色，下部白色，节明显，下部节上生有须根，无毛或被疏毛。叶互生，叶片心形，长3～10厘米，宽3～11厘米；先端渐尖，全缘；上表面绿色，密生腺点，下表面常紫红色；叶柄细长，基部与托叶合生成鞘状。穗状花序顶生。具鱼腥气，味涩。

（2）干鱼腥草。茎扁圆柱形，扭曲，表面黄棕色，具纵棱数条；质脆，易折断。叶片卷折皱缩，展平后呈心形，上表面暗黄绿色至暗棕色，下表面灰绿色或灰棕色。穗状花序黄棕色。

【化学成分】鱼腥草的化学成分主要包含挥发油、黄酮类、生物碱类、有机酸及脂肪酸类等[2]。其中挥发油主要有癸酰乙醛（鱼腥草素）、甲基正壬酮、α-蒎烯等；黄酮类化合物主要有金丝桃苷、异槲皮苷、芹黄素、野黄芩素等；生物碱类化合物主要有马兜铃内酰胺B、马兜铃内酰胺A、缺碳金线吊乌龟二酮B等；有机酸及脂肪酸类化合物主要包括绿原酸、棕榈酸、亚油酸等。

【质量标准】根据2020年版《中国药典》[3]，干鱼腥草水分不得超过15.0%（通则0832第二法），酸不溶性灰分不得超过2.5%（通则2302），浸出物不得少于10.0%（通则2201）。

【功效】清热解毒，消痈排脓，利尿通淋。

【主治】用于肺痈吐脓，痰热喘咳，热痢，热淋，痈肿疮毒。

【价格波动】根据天地网的亳州药市，近5年鱼腥草家种统货价格在4.5 ～ 7元/千克区间波动，野生统货价格6 ～ 9元/千克区间波动；丽水本地鱼腥草家种价格为9 ～ 12元/千克；青田海口等基地做成鱼腥草茶，价格在150 ～ 200元/千克。

【产品开发】①中成药，鱼腥草是多种中成药（复方鱼腥草片、鱼腥草滴眼液、鱼腥草芩蓝口服液等）的主要药味。②鱼腥草茶，可以直接开水冲泡。③保健食品，包括鱼腥草保健蔬菜、鱼腥草酒、即食食品等。

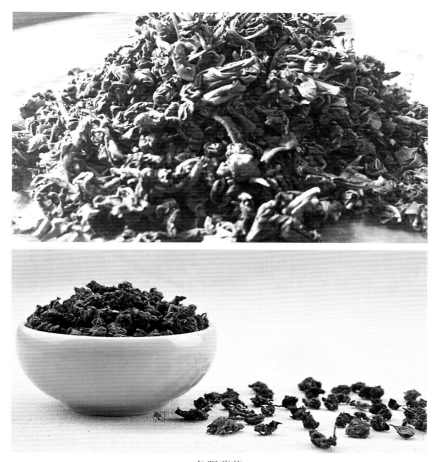

鱼腥草茶

【主产区】长江以南地区如浙江、江苏、湖北、福建、贵州、云南等省份均为鱼腥草的产地。20世纪40年代初开始，我国进行了鱼腥草人工栽培，目前在云南、贵州、四川和湖南等地栽培面积较大。

【丽水产业发展】丽水市野生鱼腥草资源各县均分布较多，人工栽培基地早期主要在松阳县玉岩镇等地，主要为松阳康恩贝中药厂的鱼腥草合剂产品提供原料，由于劳动力等生产成本增加，加上本地老百姓食用鱼腥草根部产品"折耳根"不多，松阳康恩贝等药企鱼腥草原料基本都到四川等地采购。青田县康之源农业有限公司在青田海口镇南江村多年种植鱼腥草作为代用茶销售。丽水林业科学院科研人员早期开展了鱼腥草优良种源筛选和高产高效栽培技术研究，分别筛选了适合药用和鲜食的鱼腥草优良种源各1个，制定了《鱼腥草技术规程》《鱼腥草》《鱼腥草代用茶》3项企业标准，研发了"鱼腥草饲料添加剂"和"鱼腥草代用茶"2种产品。此外，"一种鱼腥草畜禽饲料添加剂及其制作方法"获国家发明专利，现有丽水市地方标准《鱼腥草栽培技术规程》（DB 3311/T 58—2020）（附录5）。据农业农村相关部门调查数据，2022年全市鱼腥草种植面积435亩，投产面积435亩，产量214.95吨，产值232.79万元。

参 考 文 献

[1] 浙江省食品药品监督管理局.浙江省中药炮制规范[M].北京:中国医药科技出版社,2015: 217.

[2] 陆晓珊,林也,唐琳,等.鱼腥草的化学成分与安全性研究进展[J].中华中医药学刊,2021,39 (3): 144-147.

[3] 国家药典委员会.中国药典[M].北京:中国医药科技出版社,2020: 234-235.

12　玉　竹

本品为百合科植物玉竹*Polygonatum odoratum*（Mill.）Druce的干燥根茎。玉竹又名萎蕤。

【**中国药典**】百合科植物玉竹的干燥根茎。

【**史料记载**】历代本草中描述玉竹品种来源为女萎和萎蕤，将两种药用植物混淆。女萎首载于《神农本草经》，萎蕤首载于《名医别录》，且《神农本草经》有女萎无萎蕤，《名医别录》有萎蕤无女萎。宋代《日华子本草》描述萎蕤功效，谓其"除烦闷，止渴，润心肺"，此本草已明确记载玉竹润肺止咳功效，与今玉竹同。清代《本草便读》已经明确提出玉竹，并描述其功效："玉竹补脾润肺可填阴。有金玉威仪之象。散热搜风不碍补。具甘平润泽之功。"

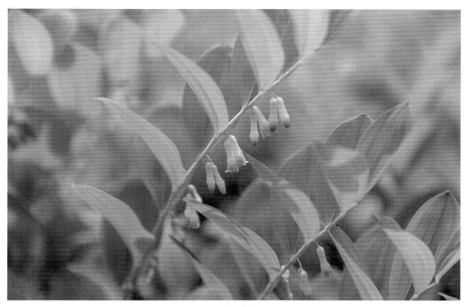

玉竹花

【**植物形态**】根状茎圆柱形，直径5～14毫米。茎高20～50厘米，具7～12叶。叶互生，椭圆形至卵状矩圆形，长5～12厘米，宽3～16厘米，先端尖，下面带灰白色，下面脉上平滑至呈乳头状、粗糙。花序具1～4花（在栽培情况下，可多至8朵），总花梗（单花时为花梗）长1～1.5厘米，无苞片或有条状披针形苞片；花被黄绿色至白色，全长13～20毫米，花被筒较直，裂片长3～4毫米；花丝丝状，近平滑至具乳头状突起，花药长约4毫米；子房长3～4毫米，花柱长10～14毫米。浆果蓝黑色，直径7～10毫米，具7～9粒种子。花期5—6月，果期7—9月。

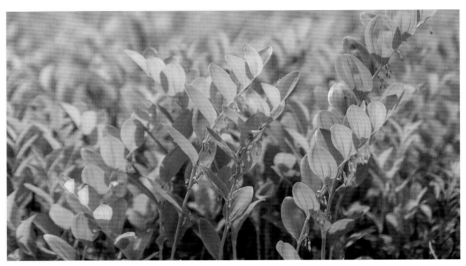

玉　竹

【栽培】玉竹适应性较强，耐寒、耐湿阴，忌强光直射与多风，多分布在海拔300～1 600米的山野林下及草丛中，自然植被主要为落叶林和落叶阔叶林与常绿阔叶混交林，上层覆盖度20%～70%，喜生于富含腐殖质、中性偏微酸或偏碱的壤土及肥沃的沙壤土及通风透光的环境。人工栽培玉竹的最适生态环境为海拔300～800米，阳光较充足，夏季高温不明显，无霜期长，适在土壤渗水和保水能力均较强的黄沙土上

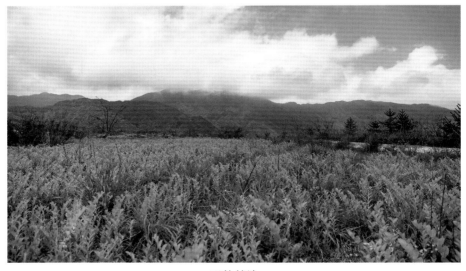

玉竹基地

栽培。

【采收加工】秋季采挖，除去须根，洗净，晒至柔软后，反复揉搓、晾晒至无硬心，晒干；或蒸透后，揉至半透明，晒干。

【炮制】根据2015年版《浙江省中药炮制规范》[1]，取玉竹饮片，置适宜容器内，蒸6～8小时，焖8～10小时，必要时上下翻动，继续蒸焖至外表黑色、内部黑色或近黑色时，取出，晾至六七成干，再将蒸时所得汁液浓缩拌入，待吸尽，干燥。

【药材性状】本品呈长圆柱形，略扁，少有分枝，长4～18厘米，直径0.3～1.6厘米。表面黄白色或淡黄棕色，半透明，具纵皱纹和微隆起的环节，有白色圆点状的须根痕和圆盘状茎痕。质硬而脆或稍软，易折断，断面角质样或显颗粒性。气微，味甘，嚼之发黏。

【化学成分】玉竹化学成分主要包括多糖类、甾体皂苷类、黄酮类和挥发油等化合物。其中多糖类和甾体皂苷类化合物为玉竹的主要活性成分。含量最高的多糖类主要由甘露糖、葡萄糖、阿拉伯糖、岩藻糖等单糖组成[2]，甾体皂苷类主要为异螺甾烷醇型皂苷，包括polygoside B、odospiroside等[3]。

【质量标准】根据2020年版《中国药典》[4]，水分不得超过16.0%（通则0832第二法），总灰分不得超过3.0%（通则2302），浸出物不得少于50.0%（通则2201）。

本品按干燥品计算，含玉竹多糖以葡萄糖（$C_6H_{12}O_6$）计，不得少于6.0%。

【功效】养阴润燥，生津止渴。

【主治】用于肺胃阴伤，燥热咳嗽，咽干口渴，内热消渴。

【价格波动】根据天地网的亳州药市，近5年湖南主产区玉竹干品统货价格稳定维持在23～25元/千克，2021年开始价格回升到28～30元/千克。

【产品开发】①中药处方常用的配伍药材。②中成药，玉竹是多种中成药的原料药，如罗汉果玉竹冲剂、玉竹膏。③保健品，如降糖伴侣、玉竹胶囊等。

【主产区】玉竹国内产区主要在江西、江苏、湖北、湖南、山东、河北等省份，长江以南许多地域适合玉竹生长，主要以湖南湘玉竹和浙江浙玉竹为主。湖南省邵东县为中国"玉竹之乡"，邵东玉竹为地理标志产品。

【丽水产业发展】丽水市最早的玉竹人工种植基地于2013年由云和、缙云等地从磐安县引进，主要种植于高山新垦土地。2014—2016年，丽水市第四批科技特派员项目"玉竹、温郁金等中药材品种引进与示范项目"在缙云县双溪口乡上周村红花油茶林下试验种植了50亩玉竹基地，平均每亩套种基地产玉竹鲜品1 820千克，折合干品455千克，亩产值为9 555元，亩净收入在5 155元左右，幼龄油茶基地每年增收1 718元/亩。同时通过玉竹基地日常人工除草、施肥等农事操作能有效改良土壤结构，培肥新垦土地，改善油茶生长环境，对促进油茶后期增产增效等起到了良好的促进作用。据农业农村相关部门调查数据，2022年全市玉竹种植面积508亩，投产面积358亩，产量167.4吨，产值433.9万元。

参 考 文 献

[1] 浙江省食品药品监督管理局.浙江省中药炮制规范[M].北京:中国医药科技出版社,2015: 22-23.

[2] 霍达,李琳,张霞,等.玉竹多糖的提取工艺优化、结构表征及抗氧化活性的研究[J].食品科技,2020,45(7): 200-208.

[3] 张娇,王元忠,杨维泽,等.黄精属植物化学成分及药理活性研究进展[J].中国中药杂志,2019,44(10): 1989-2008.

[4] 国家药典委员会.中国药典[M].北京:中国医药科技出版社,2020: 86-87.

13　元　胡

本品为罂粟科植物延胡索 *Corydalis yanhusuo* W. T. Wang 的干燥块茎。元胡又名玄胡、延胡、延胡索等。

【中国药典】 罂粟科植物延胡索的干燥块茎。

【史料记载】 延胡索功效最早记载于《雷公炮炙论》中，"心痛欲死，速觅延胡"，可见其止痛效果之好。《开宝本草》中提到，"主破血，产后诸病……妇人月经不调，腹中结块，崩中淋露"，可见元胡为妇科要药。《医学启源》中提到"治脾胃气结滞不散，主虚劳冷泻，心腹痛，下气消食"，着重强调了其行气止痛之功。李时珍在《本草纲目》中指出元胡"能行血中气滞，气中血滞，故专治一身上下诸痛"，对其功效进行了概括。

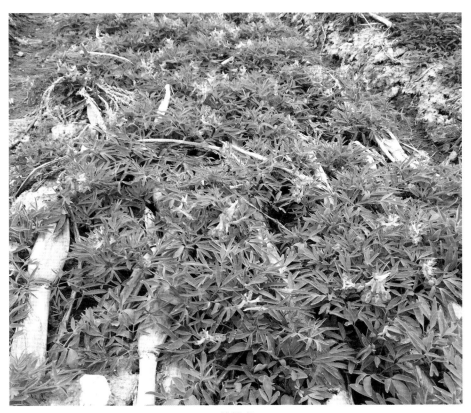

延胡索

【植物形态】多年生草本植物，高9～20厘米，全株无毛。块茎扁球形，直径7～15毫米，上部略凹陷，下部生须根，有时纵裂成数瓣，断面深黄色。茎直立或倾斜，常单一，近基部具鳞片1枚，茎节处常膨大成为小块茎，小块茎生新茎，新茎节处又成为小块茎，常3～4个成串。基生叶2～4枚；柄长3～8厘米；叶片轮廓宽三角形，二回三出全裂，一回裂片具柄，本回裂片近无柄，裂片披针形至长椭圆形，长20～30毫米，宽5毫米，全缘，少数上半部2深裂至浅裂；茎生叶常2枚，互生，较基生叶小而同形。蒴果条形，熟时2瓣裂。种子1列，数粒，细小，扁长圆形，黑色，有光泽，表面密布小凹点。栽培品种常只开花，果不及成熟即凋落。花期3—4月，果期4—5月。

【栽培】延胡索多生于山地林下，喜阳光、浅根、耐寒、喜湿润、怕干旱，宜选用排水良好、肥沃疏松、富有腐殖质的沙质壤土种植[1]。

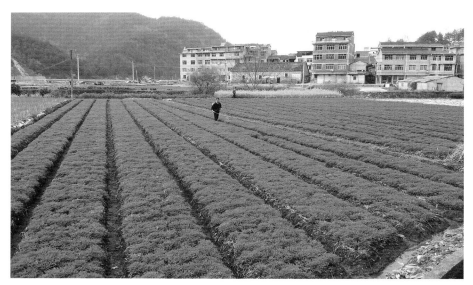

元胡基地

【采收加工】夏初茎叶枯萎时采挖，除去须根，洗净，置沸水中煮或蒸至恰无白心时，取出，晒干。

【炮制】根据2015年版《浙江省中药炮制规范》[2]，取原药，除去杂质，洗净，润软，切厚片，干燥；或干燥，用时捣碎；产地已切片者，筛去灰屑。

【药材性状】本品呈不规则的扁球形，直径0.5～1.5厘米。表面黄

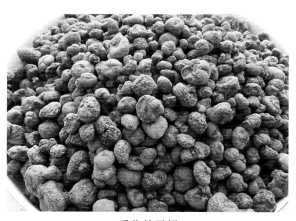

采收的元胡

色或黄褐色，有不规则网状皱纹。顶端有略凹陷的茎痕，底部常有疙瘩状突起。质硬而脆，断面黄色，角质样，有蜡样光泽。气微，味苦。

【化学成分】 元胡主要成分为生物碱类、多糖类、有机酸类、挥发油等化合物。其中生物碱类为其主要活性物质，有延胡索甲素、延胡索乙素、四氢小檗碱和1-四氢黄连碱等；有机酸类化合物主要有香草酸、对羟基苯甲酸、大黄素和大黄素甲醚等；挥发性油成分主要有丙酸、四聚乙醛、二甲基等[3, 4]。

【质量标准】 根据2020年版《中国药典》[5]，水分不得超过15.0%（通则0832第二法）；总灰分不得超过4.0%（通则2302）；每1 000克含黄曲霉毒素B_1不得超过5微克，含黄曲霉毒素G_2、黄曲霉毒素G_1、黄曲霉毒素B_2、黄曲霉毒素B_1的总量不得超过10微克；浸出物不得少于13.0%（通则2201）。

本品按干燥品计算，含延胡索乙素（$C_{21}H_{25}NO_4$）不得少于0.050%。

【功效】 活血，行气，止痛。

【主治】 用于胸胁、脘腹疼痛，胸痹心痛，经闭痛经，产后瘀阻，跌扑肿痛。

【价格波动】 根据天地网的亳州药市，近5年元胡干品价格从2016—2017年的54～60元/千克下降到2019年的34元/千克低点；2020年价格开始触底反弹，近两年元胡价格在42～48元/千克区间波动。

【产品开发】 ①中药配方，作为一种常用的活血止痛药，配成复方功效更佳，如配丹参、桂枝、杜瓜等。②中成药，最常见的是元胡止痛片（分散片、软胶囊、滴丸、口服液等）系列产品，女金丸、千金止带丸、平肝舒络丸等。③日化品，如含有元胡提取物的中药消痛快速消止牙膏和中药消痛深效修复牙膏。

【主产区】 元胡的道地产区以浙江金华（磐安、东阳）为中心，包括金衢盆地及其周边地区。丽水主产区主要在缙云壶镇等地，主要有元胡-单季稻水旱轮作、元胡-芋艿套种等种植模式。

【丽水产业发展】 丽水种植元胡的历史悠久，《缙云县志》记载，清道光二十八年（1848），缙云为全国重点产区之一。缙云元胡一直是浙江省重要的产区，缙云生产的元胡，粒大质优，色黄有蜡光，质脆而坚硬，有效成分延胡索总碱含量高。2011年以来龙泉、遂昌、庆元等地引进元胡和单季稻轮作种植。2015年，市中药材产业发展中心在龙泉市小梅镇骆庄村实施了浙江省农业推广基金会项目"元胡-水稻轮作栽培示范与推广"，建成了30亩元胡-水稻轮作栽培示范基地，平均亩产元胡540千克（折合干品170千克左右），单季稻产量650千克左右；亩总产值为10 580元左右，亩效益可达5 530元左右。2016年，全市种植面积达到最高（5 810亩），近年来随着陕西汉中等地引进扩种，且随着行情波动以及劳动力成本增加丽水元胡种植面积逐年减少。据农业农村相关部门调查数据，2022年，全市元胡种植面积1 848亩，投产面积1 861亩，产量277.58吨，产值1 363.48万元。

参 考 文 献

[1] 李凯、杨靖、彭晶晶、等. 中药延胡索研究进展 [J]. 陕西农业科学, 2018, 64 (6): 93-96.

[2] 浙江省食品药品监督管理局. 浙江省中药炮制规范 [M]. 北京: 中国医药科技出版社, 2015: 42-43.

[3] 张天龙、赵继荣、陈祁青、等. 延胡索化学成分及镇痛作用机制研究进展 [J]. 中国中医药信息杂志, 2021, 28 (5): 141-144.

[4] Tian B, Tian M, Huang S M. Advances in phytochemical and modern pharmacological research of *Rhizoma Corydalis*[J]. Pharmaceutical Biology, 2020, 58 (1): 265-275.

[5] 国家药典委员会. 中国药典 [M]. 北京: 中国医药科技出版社, 2020: 145-146.

14 栀 子

本品为茜草科植物栀子*Gardenia jasminoides* Ellis 的干燥成熟果实。

【中国药典】茜草科植物栀子的干燥成熟果实。

【史料记载】栀子始载于《神农本草经》，列为中品。但并未对其形态进行描述，至宋代《本草图经》才首次对栀子的植物形态作出具体阐述，谓"入药者山栀子，方书所谓越桃也。皮薄而圆小，刻房七棱至九棱者佳"。栀子可泻火除烦，清利湿热，凉血解毒，历代本草皆有记载。《本草衍义》："栀子虽寒无毒，治胃中热气，既亡血、亡津液，腑脏无润养，内生虚热，非此物不可去……又治心经留热，小便赤涩，用去皮山栀子、火煨大黄、连翘、甘草（炙），等分，末之，水煎三钱服，无不利也。"其内容强调栀子有清心除烦之功。

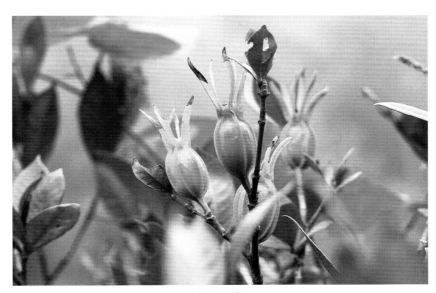

栀子果实

【植物形态】常绿灌木，高1～2米。小枝绿色，幼时被毛，后近无毛。单叶对生，稀三叶轮生，叶柄短；托叶两片，生于叶柄内侧；叶片革质，椭圆形、阔倒披针形或倒卵形，长6～14厘米，宽2～7厘米，先端急尖或渐尖，基部楔形，全缘，上面光泽，仅下面脉腋内簇生短毛；侧脉羽状。花大，极芳香，顶生或腋生，具短梗；萼绿色，裂片5～7，线状披针形，通常比萼筒稍长；花冠高脚碟状，白色，后变乳黄色，基部合生成筒，上部6～7裂，旋转排列，先端圆；雄蕊与花冠裂片同数，着生于花冠喉部，花丝极短，花药线形，纵裂，2室；雌蕊1，子房下位，1室。果实深黄色，倒卵形或长椭圆形，有5～9条翅状纵棱，先端有条状宿存之萼。种子多数，鲜黄色，扁椭圆形。花期5—7月，果期8—11月。

【栽培】栀子喜温暖湿润、阳光充足环境，较耐旱，忌积水。栀子幼苗应遮阳，成年栀子生长应确保阳光充足；栀子生长适宜温度为15～35℃，适宜在土壤疏松肥沃，土层深厚，pH为6.0～7.0的土壤中种植，空气质量与水质量应分别符合《环境空气质量标准（第1号修改单）》（GB 3095—2012/XG1—2018）和《农田灌溉水质标准》（GB 5084—2021）中的二级标准及以上。

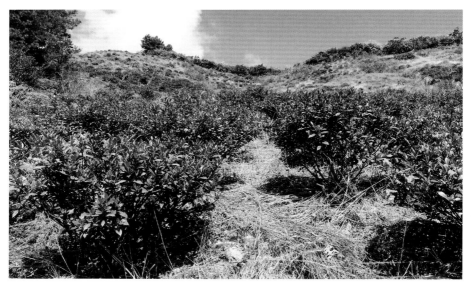

栀子基地

【采收加工】9—11月果实成熟呈红黄色时采收，除去果柄和杂质，蒸至上气或置沸水中略烫，取出，干燥。

【炮制】根据2015年版《浙江省中药炮制规范》[1]，取原药，除去果柄等杂质。筛去灰屑。用时捣碎。

【药材性状】本品呈长卵圆形或椭圆形，长1.5～3.5厘米，直径1～1.5厘米。表面红黄色或棕红色，具6条翅状纵棱，棱间常有1条明显的纵脉纹，并有分枝。顶端残存

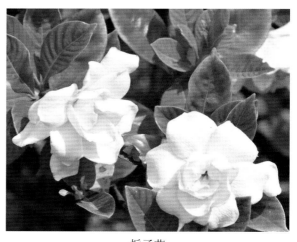

栀子花

萼片，基部稍尖，有残留果柄。果皮薄而脆，略有光泽；内表面色较浅，有光泽，具2～3条隆起的假隔膜。种子多数，扁卵圆形，集结成团，深红色或红黄色，表面密具细小疣状突起。气微，味微酸而苦。

【化学成分】栀子中的化合物类型有环烯醚萜类、二萜类、三萜类、黄酮类、有机酸酯类等，其中环烯醚萜类及二萜类是特征性成分。环烯醚萜类为栀子主要成分，同时也是其主要药效成分，包括栀子苷、栀子酮苷、山栀子苷等化合物；二萜类主要以色素类成分为主，包括藏红花素及其衍生物；三萜类主要包括熊果酸、铁冬青酸等；有机酸酯类主要包括新绿原酸、绿原酸、异绿原酸等化合物[2]。

【质量标准】根据2020年版《中国药典》[3]，水分不得超过8.5%（通则0832第二法）；总灰分不得超过6.0%（通则2302）；重金属及有害元素铅不得超过5毫克/千克，镉不得超过1毫克/千克，砷不得超过2毫克/千克，汞不得超过0.2毫克/千克，铜不得超过20毫克/千克（通则2321）。

本品按干燥品计算，含栀子苷（$C_{17}H_{24}O_{10}$）不得少于1.8%。

【功效】泻火除烦，清热利湿，凉血解毒；外用消肿止痛。

【主治】用于热病心烦，湿热黄疸，淋证涩痛，血热吐衄，目赤肿痛，火毒疮疡；外治扭挫伤痛。

【价格波动】根据天地网的亳州药市，栀子干品价格从2016—2017年的20～24元/千克下降到2020年的10元/千克低点，2021年价格开始触底反弹至12～13元/千克。

【产品开发】①药品，经典方剂（如栀子柏皮汤、栀子金花丸、茵栀口服液、栀子胜奇散等）和中成药处方（如复方栀子膏、复方栀子气雾剂、复方栀子止痛膏等）。②保健品，包括维肝胶囊、太白胶囊、安怡欣颗粒等。③染料，如栀子黄色素、栀子红色素和栀子蓝色素等产品。

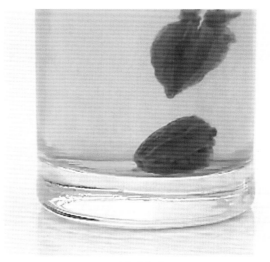

栀子花茶

【主产区】栀子常生于低山温暖的疏林中或荒坡、沟旁、路边；分布于江苏、浙江、安徽、江西、广东、云南等省份，主产于浙江、江西、湖南、福建。

【丽水产业发展】丽水市野生栀子较多，各县均有分布，栽培基地主要集中于青田、景宁等地。青田五阳农业于2015年开始在青田县东源镇种植栀子基地300余亩，同时也结合栀子花观赏、栀子花纯露制作等农旅融合提升种植效益。扦插繁殖的栀子2～3年开始结果，黄栀子结果年限可达30～50年，每株产量2～3千克。据农业农村相关部门调查数据，2022年全市栀子种植面积977亩，投产面积820亩，产量84.84吨，产值92.63万元。

参 考 文 献

[1] 浙江省食品药品监督管理局.浙江省中药炮制规范[M].北京:中国医药科技出版社,2015: 149-150.

[2] 史永平、孔浩天、李昊楠、等.栀子的化学成分、药理作用研究进展及质量标志物预测分析[J].中草药,2019, 50 (2): 281-289.

[3] 国家药典委员会.中国药典[M].北京:中国医药科技出版社,2020: 259-260.

丽水市中药材产业
发展大事记

2010年

1月22日，龙泉灵芝地理标志产品保护审查会上，国家质量监督检验检疫总局科技司地理标志处负责人宣布，"龙泉灵芝"顺利通过专家审查，获得地理标志产品保护。龙泉灵芝成为龙泉市继龙泉青瓷之后的第二张"地理标志保护产品"名片。

3月19日，"处州白莲"地理标志证明商标经国家工商行政管理总局商标局核准注册成功，成为丽水市第九个证明商标。

7月28日，丽水市山海协作中药材产业协会正式成立，首批会员130名，主管部门为丽水市人民政府经济协作办公室。协会通过建立健全中药材信息网络等方式，提供产业政策、生产经营、科研技术、市场营销、质量标准、动植物防疫等方面的咨询指导。

12月13日，中共丽水市委机构编制委员会同意设立丽水市中药材产业发展中心（丽编委〔2010〕81号），核定编制5名，为公益一类正科级事业单位，承担中药材产业发展规划编制、生产技术指导、项目申报和实施及行业管理等职能。

2011年

6月21日，丽水市人民政府、中国中药协会与台湾中药商业同业公会全联会在台北举办了2011海峡两岸（丽水）中药材合作交流暨展示会。

9月13日，丽水市农业局召开"处州十珍"农产品专家评审会。经评选，处州白莲、龙泉灵芝、青田田鱼、云和黑木耳、庆元香菇、缙云麻鸭、遂昌石练菊米、松阳脐橙、景宁金奖惠明茶和缙云土面被评为"处州十珍"农产品。

9月19日，国家质量监督检验检疫总局批准对"龙泉灵芝孢子粉"实施地理标志产品保护。龙泉灵芝孢子粉产地范围为浙江省龙泉市所辖行政区域，这是自2003年以来，继龙泉青瓷、龙泉灵芝之后，龙泉市获得的第3个地理标志保护产品，也成为全省唯一拥有3个地理标志保护产品的县级市。

12月30日，丽水市莲都区政府出台了《关于扶持发展处州白莲特色产业的实施意见》（莲政办发〔2011〕150号），正式确定了处州白莲作为主导产业发展培育的地位。区财政每年将安排20万元用于处州白莲种质资源保护和利用工作，对签订繁育合同的，给予每株2元补贴；处州白莲精品园按照每亩5 000元标准给予一次性建设补助；每个处州白莲精品示范基地以奖代补5万元；对良种密植、每亩种植密度大于100株、发展5亩以上的实际种植户，给予每亩一次性补助500元；对发展100亩以上的企业、生产大户在购置先进的白莲采摘、加工机械时给予50%一次性补贴。

根据农业农村相关部门调查数据，2011年全市中药材种植面积达到1.525万公顷，

其中新增种植面积0.148万公顷，同比增长10.72％；产值5.14亿元、产量2.01万吨，分别比上年增长5.24％、3.47％。其中木本药材种植面积0.84万公顷（厚朴7 020公顷、红豆杉787公顷），产值0.94亿元；草本药材种植面积0.666万公顷（吊瓜0.398万公顷），产值3.24亿元（吊瓜1.57亿元）；菌药种植面积194.47公顷（灵芝69.8公顷），产值0.96亿元。

2012年

3月26日，丽水市政府办公室出台了《关于加快中药材产业发展的若干意见》（丽政办发〔2012〕34号），每年安排中药材产业发展专项扶持资金，主要用于种质资源、种子种苗、技术推广、规范化基地建设、质量推进、品牌创建、市场开拓、产业人才培训等。

3月29日，2011年度浙江省科学技术奖获奖名单公布，丽水市农业科学研究院主持完成的成果《丽水主要道地中药材指纹图谱分析及其质量评价》获浙江省科学技术进步奖三等奖。

7月26日，由丽水市莲都区委、区政府主办，处州白莲节组委会承办的"醉美莲花、醉忆莲都"2012处州白莲节在老竹畲族镇老竹村开幕。该活动旨在进一步挖掘和弘扬"处州白莲"深厚的文化内涵，打造具有浓郁特色的莲花生态养生旅游景区，打响"处州白莲"这张"金名片"。

11月，《丽水药用植物资源普查及道地中药材陈列室建设》项目通过验收。调查共发现丽水市药用植物164科632属1 340种，其中被子植物136科585属1 274种，裸子植物6科17属23种，蕨类植物22科30属43种。其中包括桔梗、黄连、白术、麦冬、金银花、菊花、杜仲、枸杞、天南星等大宗常用药材，也有金线莲、三叶青等民间珍稀中药品种，被《中国药典（2010版）》收录的有147种。同时建立了首个基于实证标本的丽水地区药用植物标本室和陈列室。

12月30日，根据《浙江省中药材产业基地（县、乡）认定管理办法（试行）》，经浙江省中药材产业协会组织评定，丽水市遂昌县、缙云县分别被评为"浙江中药材产业基地"和"浙江米仁产业基地"。

根据农业农村相关部门调查数据，2012年全市中药材种植面积1.582万公顷，新增种植面积560公顷，同比增长3.70％；产值5.66亿元、产量2.13万吨，分别比上年增长10.12％和5.17％。其中木本药材种植面积0.85万公顷，产值1.02亿元；草本药材种植面积0.711万公顷，产值3.72亿元；菌药种植面积205.07公顷，产值0.92亿元。

2013年

9月，云和县委、县政府出台了《云和县加快推进生态农业发展的若干意见》（云委办发〔2013〕117号），重点鼓励扶持发展新兴中药材产业基地。新发展铁皮石斛、西红花、灵芝、茯苓等亩均投入1万元以上且连片5亩以上的中药材基地，每亩补助1000元；新发展"浙八味"、百合、何首乌、广东紫珠等中药材基地20亩以上的，每亩补助400元。

11月1日，《浙江丽水中药材与文化》由中国农业科学技术出版社出版。该书由丽水市农业科学研究院、丽水市中药材产业发展中心等单位整理编写，是一部较为系统完整的介绍丽水中药材及产业文化发展的专著，具有较好的科普性和实用性。

11月11日，以"创新驱动、人才引领、合作共赢"为主题的2013中国丽水"人才·科技"峰会开幕。报告会上，中国工程院院士、天津药物研究院研究员刘昌孝等16位专家围绕生物医药产业发展主题作专题报告。

12月30日，"缙云米仁"获得农业部农产品地理标志登记产品称号。

根据农业农村相关部门调查数据，2013年全市中药材种植面积1.627万公顷，产值6.25亿元、产量2.38万吨，分别比上年增长10.41%和11.74%。其中木本药材种植面积0.852万公顷，产值1.02亿元；草本药材种植面积0.754万公顷，产值4.31亿元；菌药种植面积206.67公顷，产值0.92亿元。

2014年

5月17日，龙泉市印发《关于印发龙泉市农业产业扶持资金管理办法的通知》（龙财农〔2014〕92号）。中药材产业方面，以中药材产业化基地建设项目为切入点，重点扶持中药材新品种引进及标准化生产基地建设，2014年投入扶持资金50万元。

6月30日，缙云县印发《关于加快推进以黄茶为主导的茶产业发展若干意见（试行）》等17个农民增收政策文件，明确从2014年开始，每年安排100万元用于加快草本药材发展，重点支持鼓励基地发展、强化加工研发、推进品牌培育和宣传、推进主体培育等方面建设。

8月18日，国家自然科学基金委公布了2014年基金立项结果，丽水市农业科学研究院中药材团队主持申报的"畲药食凉茶抗结直肠癌的物质基础研究"获得立项，为畲药研究领域首个国家自然科学基金项目。

9月4—5日，2014年中国·丽水药用植物资源保护与发展暨华东药用植物园创建咨询会在丽水举行，丽水市政府分别与中国医学科学院药用植物研究所和中国中药协会签署了华东药用植物园（丽水植物园）共建战略协议和中药产业合作战略协议。

根据农业农村相关部门调查数据，2014年全市中药材种植面积达到1.662万公顷，其中新增种植面积360公顷，同比增长2.20%；产值6.86亿元、产量2.46万吨，分别比上年增长9.78%、3.36%。其中木本药材种植面积8560公顷，新增种植面积38.67公顷（青钱柳32公顷）；草本药材种植面积7853公顷，新增种植面积318.67公顷（何首乌150公顷、处州白莲46.67公顷、元胡30.47公顷、白术27.33公顷、铁皮石斛22公顷、黄精21.67公顷、浙贝母14.87公顷等）；菌药种植面积207.67公顷。

2015年

4月，浙江省中药原料质量监测技术服务中心丽水监测站在丽水市设立。由丽水市科技局生产力促进中心代管，并与丽水市中药材产业发展中心合作，主要负责丽水市各县（市、区）中药材产量、流通量、质量、价格等信息的监测，向省和国家中心平台报送有关信息，通过中心平台的网络系统为当地的药农、药商、药企提供信息和技术服务。

4月27日，丽水市中药材产业发展中心主持的"中药材规范化基地建设与标准化生产技术推广应用"项目获2014年度丽水市农业丰收一等奖。该项目累计推广应用面积达16.37万亩（投产面积14.25万亩），实现总产量2.06万吨、总产值8.56亿元、亩产136.4千克、亩产值4 924.9元，分别比项目实施前提高了9.3千克和449.1元，增加效益6 397.81万元。

8月10日，第一届中国灵芝大会在龙泉市隆重召开。会议以"弘扬灵芝文化、引领灵芝科学、谱写产业传奇"为主题，来自国内外从事灵芝研究、种植、销售及加工各领域的专家学者等共400人参加会议。在开幕式上，国际药用菌学会授予龙泉市"中国灵芝核心产区"称号。

12月20日，丽水莲都区政府办公室印发《关于加快莲都区旅游农业产业发展的实施意见》（莲政办发〔2015〕108号），提出充分利用生态资源优势，结合实际，大力发展皇菊、铁皮石斛等观赏性强、经济效益高的中药材产业。对新发展中药材集中连片种植50亩以上、经济效益高、带动性强的基地，每亩给予一次性补助500元。

根据农业农村相关部门调查数据，2015年全市中药材种植面积达到1.698万公顷，其中新增种植面积360公顷，同比增长2.16%；产值7.21亿元、产量2.36万吨，分别比上年增长5.09%、减少4.03%。其中木本药材种植面积8 619公顷，新增种植面积38.67公顷（其中青钱柳32公顷）；草本药材种植面积8 164公顷，新增种植面积318.67公顷（其中黄精63公顷、处州白莲60公顷、何首乌54公顷、覆盆子40.60公顷、三叶青39.07公顷、铁皮石斛24.87公顷、浙贝母23.80公顷等）；菌药种植面积201.67公顷。

2016年

1月13日，2015年度浙江省科学技术奖获奖名单公布，丽水市林业科学研究院主持完成的成果"浙西南特色中药材产业提升关键技术研究与示范"获浙江省科学技术进步奖三等奖。

3月6—8日，全国中药资源动态监测信息和技术服务体系（监测站）建设经验交流会在丽水召开。丽水市中药材产业发展中心工作人员在会上对丽水市中药材产业发展的主要优势、现状及做法等内容作了介绍。

4月，云和县印发《中共云和县委办公室 云和县人民政府办公室关于印发云和县加快推进生态精品农业发展的若干意见的通知》（云委办发〔2016〕9号），鼓励扶持新兴中药材产业发展，对新发展白术、元胡、温郁金种植且连片5亩以上的中药材基地，每亩补助500元；新发展黄精、何首乌种植且连片5亩以上的中药材基地，每亩补助800元。

5月10日，景宁畲药产业科技创新服务平台揭牌仪式在景宁畲族自治县举行。该平台是景宁首个省级科技创新平台，以畲药种植资源数据库、畲药科技服务人才培养等六大体系为主要建设内容与服务模式，重点解决景宁畲药产业发展从整体走向现代化的关键瓶颈制约，推动景宁县畲药传承以及畲药产业的健康发展。

10月29—30日，由浙江中医药大学、丽水市科技局联合主办，青田县科技局、丽水市科技局生产力促进中心和丽水市中药材产业发展中心共同承办的"丽水中药材产业科技创新论坛暨丽水中药材产地供采联盟发布会"在青田县召开。会议邀请浙江大学、浙江工业大学等单位中药研究领域的知名专家开展专题讲座，并邀请葵花药业、天津市中药饮片厂等国内中药企业与丽水市中药材种植企业进行供求对接。

根据农业农村相关部门调查数据，2016年全市中药材种植面积达到1.718万公顷，其中新增种植面积193公顷，同比增长1.14%；产值7.49亿元、产量2.40万吨，分别比上年增长3.89%和1.69%。其中木本药材种植面积9 400公顷（厚朴7 600公顷、红豆杉866公顷）；草本药材种植面积7 576公顷（吊瓜种植面积3 293公顷、浙贝276.67公顷、元胡387.33公顷、百合318.73公顷、米仁302.2公顷、菊米451.33公顷等）；菌药种植面积201.67公顷。

2017年

3月3日，2016年度浙江省科学技术奖获奖名单公布，丽水市农业科学研究院主持完成的成果"特色野生药材保护利用研究"获浙江省科学技术进步奖三等奖。

6月9日，庆元县出台《庆元县关于2017年度农林水产业发展扶持政策的若干意见》（庆政办发〔2017〕87号），对新建林下套（间）种黄精规范化基地，连片面积5亩以上、亩种植密度3 000株以上的，每亩补助1 000元；新建林下套（间）种重楼规范化基地，连片面积2亩以上、亩种植密度3 000株以上的，每亩补助3 000元；新建林下套（间）种三叶青规范化基地，连片面积10亩以上、亩种植密度1 500袋以上的，每袋补助1.5元；新建浙贝－水稻轮作规范化基地、连片面积10亩以上的，每亩补助2 000元；新建元胡－水稻轮作规范化基地、连片面积10亩以上的，每亩补助500元。

8月1日，丽水市中药材产业发展中心主持的"丽水市中药材产业提质增效综合技术推广应用项目"获得了2016年度浙江省农业丰收一等奖。项目从2012年开始至2016年底，累积推广面积29.75万亩，其中投产24.33万亩。项目累积提高总产量2 277.94

吨，增加效益1.38亿元，带动农民用工增收9 062万元。

8月23日，青田县出台了《关于加快高效生态农业发展的实施意见》（青委发〔2017〕42号），鼓励发展中药材产业，对连片发展中药材基地50亩以上的，每亩补助500元；集中连片种植铁皮石斛和藏红花等珍稀中药材5亩以上的（不包括林下套种），每亩补助1 000元。

根据农业农村相关部门调查数据，2017年全市中药材种植面积达到1.757万公顷，其中新增种植面积393公顷（覆盆子284.53公顷、皇菊94公顷），同比增长2.28%；产值8.23亿元、产量2.42万吨，产值比上年增长9.88%（皇菊新增产值2 926万元）、产量比上年增长0.83%。其中木本药材种植面积9 459公顷（厚朴7 659公顷、红豆杉874公顷）；草本药材种植面积7 932公顷（吊瓜3 131公顷、菊米450.67公顷、覆盆子431.8公顷、元胡377.33公顷、米仁304公顷、白莲295.67公顷、浙贝283.67公顷、百合285.67公顷、黄精248公顷、三叶青177.87公顷、皇菊141.6公顷）；菌药种植面积179公顷（灰树花97.33公顷、灵芝63.47公顷）。

2018年

2月12日，《中华人民共和国农业部公告　第2651号》发布，遂昌县中药材开发研究所申请的"遂昌菊米"产品实施国家农产品地理标志登记保护，划定的地域保护范围包括丽水市遂昌县所辖石练镇、大柘镇、湖山乡、金竹镇、妙高街道、三仁乡等20个乡镇（街道）203个行政村，地理坐标为东经118°41′—119°30′，北纬28°13′—28°49′。

3月1日，丽水市中药材产业技术创新与推广服务团队成立。团队共有专家28名，浙江大学农业与生物技术学院毛碧增教授为产业首席专家，丽水市中药材产业发展中心陈军华为产业技术推广首席专家，另有本土专家26名（包括中药材业主专家8名）。

3月18日，景宁畲族自治县出台《景宁畲族自治县农业产业扶持政策》（景农发〔2018〕19号），对新建多花黄精、三叶青、七叶一枝花基地规范种植、连片面积3亩以上的，每亩补助2 000元；新建掌叶覆盆子基地，规范种植、连片面积5亩以上的，每亩补助1 000元；其他草本药材基地，规范种植、连片面积5亩以上的，每亩补助800元。

12月17日，根据《浙江省农业农村厅关于公布2018年度种植业"五园创建"省级示范基地名单的通知》（浙农专发〔2018〕139号）文件，龙泉唯珍堂石斛道地药园、庆元县亿康多花黄精道地药园、缙云宏峰西红花道地药园和遂昌华昊菊米道地药园入选第一批浙江省道地药园。

12月26日，丽水市覆盆子产业协会正式成立。协会由丽水市本润农业有限公司牵头，联合丽水市康通圣世农业有限公司、遂昌云谷生态农业有限公司共同发起，第一批加入协会的有覆盆子种植业主、科研院所和相关药企等50余家单位或个人。

根据农业农村相关部门调查数据，2018年全市中药材种植面积达到1.857万公顷，

其中新增种植面积1 003公顷（覆盆子846.6公顷、黄精161.73公顷、三叶青81.33公顷、温郁金77公顷），同比增长5.71%；产值9.24亿元、产量2.62万吨，产值比上年增长12.27%、产量比上年增长8.26%。其中木本药材种植面积9 536公顷（厚朴7 669公顷、红豆杉874公顷）；草本药材种植面积8 850公顷（吊瓜2 921公顷、覆盆子1 278.4公顷、菊米450公顷、黄精409.73公顷、浙贝母373公顷、白莲329公顷、元胡327.73公顷、米仁298公顷、三叶青259.2公顷、百合258.6公顷、铁皮石斛137.2公顷、皇菊129.67公顷、重楼62.4公顷）；菌药种植面积187公顷（灰树花104.67公顷、灵芝67.73公顷）。

2019年

5月23日，缙云县农业农村局、市场监督管理局、壶镇镇人民政府在白竹村联合组织举办了缙云县中药材禁止硫黄熏蒸培训宣传会，壶镇镇6个村浙贝母生产大户参加培训。

7月，浙江省启动国家地理标志农产品保护工程建设，确定杭州余杭（径山茶、塘栖枇杷）、安吉（安吉白茶）、兰溪（兰溪杨梅、兰溪枇杷）、台州黄岩（黄岩蜜橘）、遂昌（遂昌菊米、遂昌三叶青）共5个县（市、区）为首批项目实施单位，各安排资金500万元。工程包括强化地理标志农产品科技创新、提升农产品地理标志产业发展水平和开展地理标志农产品品牌建设三大块内容。

7月12日，浙江省农业农村厅公布了浙江省第二届农业产业技术创新与推广服务团队名单（浙农科发〔2019〕21号），程文亮、陈军华、华金渭、程科军、刘跃钧等丽水市各单位的5位专家入选。

9月4日，《中华人民共和国农业农村部公告 第213号》发布，遂昌县中药材开发研究所申请的"遂昌三叶青"产品实施国家农产品地理标志登记保护，划定的地域保护范围包括丽水市遂昌县所辖石练镇、大柘镇、湖山乡、金竹镇、妙高街道、三仁乡等20个乡镇（街道）203个行政村，地理坐标为东经118°41′—119°30′，北纬28°13′—28°49′。

10月，丽水市农业农村局编撰了《丽水好药材》画册。该画册收集了31个有代表性的家种品种、10个道地中药材基地和5个中药材养生园，旨在打造"丽"字中药材品牌，助推中药材产业转型升级。

12月30日，根据《浙江省农业农村厅关于公布2019年度种植业"五园创建"省级示范基地名单的通知》（浙农字函〔2019〕952号）文件，丽水市轩德皇菊道地药园、青田碧丰药用百合道地药园、云和安溪东岱黄精道地药园和遂昌金竹药王谷三叶青道地药园入选2019年度浙江省道地药园。

根据农业农村相关部门调查数据，2019年全市中药材种植面积达到1.948万公顷，其中新增种植面积904公顷（覆盆子339.27公顷、黄精191公顷、白及141公顷、华重楼116.33公顷、三叶青60.67公顷），同比增长4.90%；产值9.41亿元、产量2.66万吨，产值比上年增长1.84%、产量比上年增长1.53%。其中木本药材种植面积9 627.27公顷（厚朴7 662公顷、红豆杉904公顷）；草本药材种植面积9 672.6公顷（吊瓜2 832.67公顷、覆盆子1 617.67公顷、黄精600.73公顷、菊米410公顷、浙贝母387.67公顷、米仁338公顷、白莲329.67公顷、三叶青319.87公顷、元胡306.93公顷、百合234.6公顷、重楼178.73公顷、铁皮石斛161.4公顷、皇菊116.33公顷）；菌药种植面积182.53公顷（灰树花104.67公顷、灵芝60.33公顷）。

2020年

4月30日，根据《中共丽水市委机构编制委员会办公室关于印发丽水市农业农村局所属丽水市乡村振兴研究中心等10家事业单位机构编制制定的通知》（丽编办〔2020〕56号）文件，丽水市中药材产业发展中心机构撤销并入丽水市农作物总站，相关中药材产业职能为协助制定中药材产业政策和发展规划，承担中药材新品种、新技术的引进、试验、示范、推广等业务技术指导和支持等公益性服务。

4月30日，《中华人民共和国农业农村部公告 第290号》发布，丽水市莲都区农业特色产业办公室申请的"处州白莲"产品实施国家农产品地理标志登记保护，划定的地域保护范围包括丽水市莲都区所辖碧湖镇、大港头镇、雅溪镇、老竹镇、峰源乡、太平乡、仙渡乡、丽新乡、联城街道、南明山街道等15个乡镇（街道）243个行政村。地理坐标为东经119°32′—120°08′，北纬28°06′—28°44′。

6月30日，2019年度浙江省科学技术奖获奖名单公布，丽水市农林科学研究院主持完成的成果"畲药质量控制关键技术及应用"获浙江省科学技术进步三等奖。

7月1日，莲都区政府办公室出台了《关于加快莲鸭共生农业特色产业发展实施方案》（莲政办发〔2020〕27号），将通过八项举措，构建"一亩田、百斤莲、千斤蛋、万元钱"的"莲鸭共生"农业特色产业体系，政策扶持内容包括白莲连片种植5亩以上每亩给予800元补助、"莲鸭共生"种养实验基地创建及基础设施建设项目、兴建"种鸭基地"等。

10月21日，由丽水市覆盆子行业协会发起申请，历经两年创建的"丽水覆盆子"获国家地理标志证明商标。这是丽水市首个不以单个行政区域而是全市域性包含9个县（市、区）的农产品国家地理标志证明商标。

12月13日，根据《浙江省农业农村厅关于公布2020年度种植业"五园"省级示范基地名单的通知》（浙农专发〔2020〕53号）文件，龙泉秉松三叶青道地药园、庆元三禾元华重楼道地药园、缙云双峰绿园铁皮石斛道地药园、遂昌远扬青钱柳道地药园、遂昌星火三叶青道地药园、松阳君凯安农黄精道地药园和景宁畲翰黄精道地药园7个基地入选2020年度浙江省道地药园。

根据农业农村相关部门调查数据，2020年全市中药材种植面积达到2.033万公顷，

其中新增种植面积847.67公顷（黄精502.27公顷、白及131公顷、华重楼102.67公顷、浙贝母96.4公顷），同比增长4.35%；产值9.98亿元，产量2.75万吨，分别增长6.06%和3.38%。其中木本药材种植面积9 772.6公顷（厚朴7 758.6公顷、红豆杉911.6公顷）；草本药材种植面积10 364.27公顷（覆盆子1 697公顷、黄精1 103公顷、浙贝母484.07公顷、菊米410公顷、三叶青396.67公顷、白莲361公顷、米仁330.67公顷、白及319.33公顷、重楼281.4公顷、百合218.27公顷、元胡190.8公顷、铁皮石斛180.07公顷、皇菊119公顷）；菌药种植面积193.2公顷（灰树花104.67公顷、灵芝73.67公顷）。

2021年

5月8—9日，浙江省中药材产业协会五届二次理事会在丽水召开，协会会长、副会长、理事单位负责人及协会监事、特邀理事、行业专家等150余人参加了会议。原浙江省人大常委会副主任、协会名誉会长孔祥有到会指导。会议商议了协会2021年工作计划及"十四五"期间的重点工作。

6月9—11日，第十届中国民族植物学大会暨第九届亚太民族植物学论坛在丽水市成功召开。此次大会由中国植物学会民族植物学分会主办，浙江中医药大学、丽水市农林科学研究院共同承办。大会的主题是"民族植物学与乡村振兴"。来自全国各地70多所大学、科研院所和企业的200余名中外代表和嘉宾参加了此次大会。

6月29日，国家林业和草原局公布了2021年第一批授予植物新品种权名单，丽水市'丽润1号'无刺覆盆子入选，实现了丽水中药材国家植物新品种零突破。

7月，由丽水市农作物总站主持的"中药材生态高效栽培模式集成与应用"获得了2020年度丽水市农业丰收一等奖。项目从2018年开始至2020年底，累计推广面积57 040亩，投产面积32 046亩，平均亩产量183.38千克，亩产值17 490元，总产量5 876.72吨，总产值56 048.75万元。

9月3日，根据《关于公布丽水市第二批"首席专家"名单的通知》（丽人社〔2021〕82号）文件，丽水市农业农村局首次设立中药材产业"首席专家"，通过岗位设置加快中药材产业人才集聚，后续进一步推进全市中药材产业健康持续发展。

10月21日，《农业农村部 财政部关于公布2021年农业产业融合发展项目创建名单的通知》文件批准创建了2021年度50个国家现代农业产业园、50个优势特色产业集群和298个农业产业强镇，其中浙江"浙八味"道地药材产业集群在列，丽水市遂昌县、龙泉市和丽水市农林科学研究院作为浙中南中药材产业带成功获得立项实施。项目涵盖中药材产业全产业链，建设期为2021—2023年，丽水市获中央财政扶持资金3 855万元，其中2021年下达资金1 600万元。

12月3日，由丽水市农业农村局、卫生健康委员会、经济和信息化局、市场监督管理局、发展和改革委员会、生态林业发展中心、科学技术局、丽水日报社等单位联合印发《丽水市农业农村局等八部门关于开展处州本草丽九味培育品种评选工作的通知》（丽农发〔2021〕127 号），确定处州本草丽九味评选活动相关方案，确定各县（市、区）根据相关内容推荐 3～5 个候选品种，同时在丽水日报报业传媒集团旗下各大媒体上公布处州本草丽九味培育品种评选活动，社会大众可参与推荐。

根据农业农村相关部门调查数据，2021 年全市中药材种植面积 2.041 万公顷，其中新增种植面积 91.27 公顷（黄精 331.93 公顷、华重楼 195 公顷、处州白莲 73.67 公顷；栝楼减少 313.33 公顷、温郁金减少 80 公顷、元胡减少 54.2 公顷等），同比增加 0.45%；产量 2.76 万吨、产值 10.6 亿元，分别增长 0.36%、6.21%。其中，木本药材种植面积 9 765.2 公顷（厚朴 7 747.2 公顷、红豆杉 911.6 公顷）；草本药材种植面积 10 455.6 公顷（覆盆子 1 721.6 公顷、黄精 1 434.93 公顷、浙贝母 490.33 公顷、重楼 476.4 公顷、处州白莲 436.67 公顷、三叶青 416.67 公顷、菊米 396.67 公顷、白及 344.53 公顷、米仁 287 公顷、百合 207.93 公顷、铁皮石斛 187.73 公顷、元胡 136.6 公顷、皇菊 104.33 公顷）；菌药种植面积 193.2 公顷（灰树花 104.67 公顷、灵芝 81 公顷）。

2022 年

8 月 22 日，根据《丽水市农业农村局等八部门关于公布处州本草丽九味及培育品种遴选结果的通知》（丽农发〔2022〕93 号）文件，确定灵芝、铁皮石斛、三叶青、黄精、覆盆子、处州白莲、食凉茶、薏苡仁、皇菊为处州本草丽九味；重楼、百合、菊米、灰树花、浙贝母、青钱柳、白及、五加皮、前胡为处州本草丽九味培育品种。

11 月 10—12 日，2022 年浙江省博览会在金华市磐安县召开，在 2022 年"浙产好药"高质量发展交流会议上，丽水市农业农村局作为唯一地级市代表，在会议上以《大力推广生态化技术培育"处州本草丽九味"品牌》为题进行典型发言。

根据农业农村相关部门调查数据，2022 年全市中药材种植面积 2.057 万公顷，其中新增种植面积 152.07 公顷（黄精 711.4 公顷、白芍 152.07 公顷、白及 33.73 公顷、浙贝母 22.53 公顷、三叶青 17.2 公顷；栝楼减少 428 公顷、覆盆子减少 62.13 公顷、金银花减少 44 公顷、何首乌减少 38 公顷），同比增加 0.74%；产量 2.67 万吨、产值 11.38 亿元，同比分别减少 3.26%、增加 7.36%。其中木本药材种植面积 9731.87 公顷（厚朴 7747.2 公顷、红豆杉 911.6 公顷）；草本药材种植面积 10 636.7 公顷（黄精 2 146.33 公顷、覆盆子 1 659.47 公顷、浙贝母 512.87 公顷、重楼 476.73 公顷、处州白莲 453.33 公顷、三叶青 433.87 公顷、菊米 376.67 公顷、白及 378.27 公顷、米仁 280.33 公顷、百合 201.27 公顷、铁皮石斛 197.4 公顷、元胡 123.2 公顷、皇菊 103.67 公顷）；菌药种植面积 204.87 公顷（灰树花 104.67 公顷、灵芝 85.33 公顷）。

2023 年

1 月 19 日，浙江省中医药管理局、浙江省经济和信息化厅、浙江省农业农村厅、浙江省卫生健康委员会、浙江省林业局、浙江省药品监督管理局六部门联合印发《关于公布浙江省道地药材目录（第一批）的通知》（浙中医药〔2023〕1号），公布了44个道地药材的名称、标准收载药材名、基源和道地产区等内容，丽水市及其下辖县（市、区）为其中29个药材的道地产区。

3月29日，丽水市人民政府印发《丽水市人民政府关于印发丽水市中医药大健康产业发展三年行动方案（2023—2025年）的通知》（丽政发〔2023〕13号），文件方案包括指导思想、主要目标、重点领域、重点任务、保障措施5项主要内容。通知提出，为统筹推进丽水市中医药大健康产业加快发展和转型提升，成立以市长任组长、多个政府部门领导为成员的丽水市中医药大健康产业发展促进工作领导小组，建立实体化工作专班负责具体推进相关工作。

附 录

附录1　三叶青标准化生产技术模式图

月份	一月至二月	三月至四月	五月至七月	八月至九月	十月至十一月	十二月至翌年二月
物候期	低温休眠期	萌芽期、新梢生长期、开花期	快速生长期	高温缓慢生长期，结果期	秋发期	低温休眠期
生产操作要点	1.覆膜防止霜冻；2.3年以上土种植基地采挖	整理田块，开始种植。1.新建基地：①施催芽肥；②扦插育苗；③追肥；④1年以上土基地，人工拔草	1.架设遮阳网；2.病害防治	1.雨季防止基地积水；2.防病害	新建基地：秋季种植。1.新建基地：2.已种基地：①撒种遮阳网；②追肥1次，③人工拔草	1.覆膜防止霜冻；2.3年以上土种植基地采挖
农事示例图	穴盘育苗	成品苗	大田种植	林下容器种植	霉菌病	茎腐病

产量与基地条件

目标产量：药材（地下鲜块根）：每亩200～300千克

栽培密度：大田株行距25厘米×30厘米；容器栽培3株/只

产地选择：1.生态条件良好、远离污染源、排水良好，具有一定坡度，并具有可持续生产能力的山区旱田、梯田、林地。2.产地满足：《环境空气质量标准》第1号修改单（GB 3095—2012/XG1—2018）；《土壤环境质量建设用地土壤污染风险管控标准（试行）》（GB 36600—2018）；《农田灌溉水质标准》（GB 5084—2021）

施肥（施肥方法及用量）

1.施肥方法：整地前将混合均匀的肥料撒在土地表面，然后将地深翻30～35厘米，大田种植高做畦，容器种植将上述混合均匀的基质装入种植容器。

2.用量：每亩按照以下肥料配比（千克/亩）：每亩种植以下肥料配用有机肥250～400千克（NPK≥30%，有机质含量≥40%），腐熟或最好采用专用有机肥。磷肥50千克，草木灰50千克或进口高钾，磷（N∶P∶K=12∶18∶21）复合肥50千克。

3.追肥：种植前施基肥，植后合理追肥，少施化肥，多施农家肥。施肥时间一般每年施肥2次，第一次在2～3月植株抽芽前，施足芽肥，第二次在11～12月块根膨大期，每亩用进口磷（N∶P∶K=12∶18∶21）复合肥50千克，钾（N∶P∶K=12∶18∶21）复合肥50千克。用水溶解后灌根。

4.肥料选择应符合《中药材生产质量管理规范（试行）》的规定及《有机无机复混肥料》国家标准第1号修改单（GB 18877—2020/XG1—2023）肥料合理使用准则、通则。

病虫害防治要点：1.三叶青霉菌病：采用70%硫菌灵可湿性粉剂800～1000倍液，每7天喷1次，连续喷3次。2.三叶青茎腐病：采用30%噁霉灵水剂2000～3000倍液灌根，连续喷3次。2.三叶青茎腐病：采用0.4%氯虫苯甲酰胺颗粒剂每亩15～21克，定植时撒施。3.蝼蛄：每6～7天喷1次。

附录2　柳叶蜡梅标准化生产技术模式图

	产地选择	扦插育苗	田间管理	采收加工
相关图片				
操作要点	1. 产地环境　产地环境应符合《无公害农产品　种植业产地环境条件》(NY/T 5010—2016) 的规定。 2. 地块选择　宜选择平地或向阳缓坡小于25°的向阳缓坡地，海拔低于800米。选择土层厚度40厘米以上、排灌方便、肥沃湿润的泥沙谷土壤、沙质壤土或富含腐殖质的沙质黑壤土。	1. 扦插时间　4～6月或10月。 2. 扦插方法　选择生长健壮无病虫害的一年生枝条，剪成具有1～2对叶的插穗，将插穗基部在浓度为2 000毫克/升的吲哚乙酸中速浸10秒，再按株行距10厘米×15厘米扦插到穗珠岩苗床上。 3. 扦插苗管理　扦插后立即覆盖遮光70%的遮阴网，生根前每天喷水2次。生根 (30天) 至出圃前每天喷水1次，以土壤保持湿润为宜。扦插每周用0.25%尿素液喷施进行1次叶面喷施，扦插60天后揭除遮阴网拜每天上午开棚通风2小时。 4. 种苗选择　30厘米以上生长健壮的成品苗	1. 整地挖穴　10°以下坡地种植的，全垦整地，坡度在10°以上的可开垦成水平带，按株距1.1～1.3米，行距1.3～1.5米挖好定植穴，穴径40厘米，深40厘米，每穴施入有机肥1～2千克。 2. 种植方法　每年3～4月或10～11月栽植，先将表土装于穴底与基肥混匀，根系舒展，泥土分层压实，浇足定根水，待水渗完后再覆土，在植株周围培成龟背形。 3. 除草　每年5月和11月进行人工除草，除草应随免伤及根系。 4. 追肥　结合中耕除草追肥2次，每次亩施有机肥300千克。 5. 修剪　5月和11月用修剪机进行修剪，同时把病虫枝条、弱枝和过密的枝条剪除。第一次留在40厘米，第二次留苗20厘米	1. 采收　4月下旬至5月采摘长度6厘米以内的一芽一叶或一芽二叶用于茶制品加工，7～10月采摘老叶用于食品、保健品和药材加工，剔除枯叶、茎梗、杂质，盛装工具以透气性好的竹篓、筐为宜，采后及时送至加工厂。 2. 加工　茶制品加工要经过摊放、杀青、揉捻、做形、拣别、干燥等工序。食品、保健品和药材加工要经过去末、抢水洗、切段、阴干或低温干燥等工序。 3. 包装贮藏　采用食品级材料密封包装，存放于阴凉干燥通风处
			病虫害防治	禁止使用的农药
其他			柳叶蜡梅病虫危害少，仅有少量白蚁虫害。农药合理使用应符合《绿色食品　农药使用准则》(NY/T 393—2020) 的规定。杀灭白蚁主要在繁殖蚁飞时剂 (4～6月) 用2.5%联苯菊酯水浮剂或氯菊酯乳油1 000～1 500倍液喷杀 (或浇灌蚁道)。安全间隔期为7天	六六六、滴滴涕、毒杀芬、二溴乙烷、除草醚、艾氏剂、狄氏剂、汞制剂、砷铝类、敌枯双、甲胺磷、甲基对硫磷、氟乙酰胺、甘氟等。除国家规定禁止使用的农药外，不得使用丽水市禁用及中药材上限用的农药

附录 3　华重楼栽培技术模式图

月份	一月	二月	三月	四月	五月	六月	七月	八月	九月	十月	十一月	十二月
节气	小寒 大寒	立春 雨水	惊蛰 春分	清明 谷雨	立夏 小满	芒种 夏至	小暑 大暑	立秋 处暑	白露 秋分	寒露 霜降	立冬 小雪	大雪 冬至
物候期 育苗	催芽期		播种期	出苗期	种子生长期					地上枯萎期	种子处理期	芽头萌动期
物候期 种植	芽头萌动期		出苗期和植株生长期		花期、果期、地下部分膨大期					地上枯萎期		芽头萌动期

内容

育苗：1.种子催芽；2.苗床制作（芽头萌动期）；1.播种管理；2.搭棚遮阴；第一年种子地下发芽出土，保持苗床湿润；1.挑选蒴果；2.种子处理

种植：防冻害；根水；1.种苗定植；2.培土；浇定；分苗、补苗；1.除草、松土；2.追肥；3.苗期病虫害防治；1.除草、松土；2.追肥；3.水分管理；1.除草、松土；2.追肥；3.病虫害防治；1.施冬肥；2.播种至采挖达7年以上；3.初加工；清园培土

部分农事示例图

种子处理　防冻害　种子育苗　整地施基肥　种苗选择　林下种植　大棚种植　采收晒干

施肥

项目	施肥时间	施肥方法及用量
育苗基质肥	3月至4月	育苗基质用无菌腐殖土、发酵腐熟有机肥、钙镁磷肥混合而成，比例为5：4：1
种植基肥	2月至3月	亩用商品有机肥300千克或腐熟食草动物粪便800～1000千克加钙镁磷肥100～200千克均匀灌在地上作为基肥使用
追肥	4月、6月至8月、11月	冬季每株施商品有机肥25克，4月和8月各追肥1次。6—8月营养生长高峰期用0.2%海藻叶面喷施，每10天用1次，连续喷施3次

主要病虫害防治

名称	主要防治药剂
灰霉病	增施有机肥，提高重楼抗病力；注意沟内排水利降低湿度；发病初期叶面喷施50%早菌酰可湿性粉剂800倍液
根腐病	发病初期可用3亿CFU/克哈茨木霉可湿性粉剂按照每平方米5～6克制剂进行灌根
地下害虫	使用腐熟的有机肥；悬挂醋诱捕器或用杀虫灯诱杀成虫；田间堆新鲜泡桐叶或莴苣叶诱集幼虫集中捕杀；必要时喷施菊酯类农药

149

附录4 卷丹百合标准栽培技术模式图

月份	一月	二月	三月	四月	五月	六月	七月	八月	九月	十月	十一月	十二月
节气	小寒 大寒	立春 雨水	惊蛰 春分	清明 谷雨	立夏 小满	芒种 夏至	小暑 大暑	立秋 处暑	白露 秋分	寒露 霜降	立冬 小雪	大雪 冬至
物候期	萌芽期	出苗期	营养生长期		珠芽期	现蕾开花期		采收期		种植期		休眠期
管理主要内容	1.防寒防冻 2.追苗肥	1.中耕除草 2.追苗肥 3.施壮茎肥 4.病虫害防治			1.摘蕾打顶 2.追施打顶肥	1.病虫害防治 2.排水灌水 3.田间管理		1.适时采收 2.选择留种 3.贮藏		1.整地与施基肥 2.种球选择与消毒 3.播种		1.封杀杂草 2.防寒防冻
部分农事示例图	种球消毒	施基肥			播种		病虫害防治	打顶		采收		烘干

施肥

项目	施肥时间	施肥方法及用量
基肥	10月上中旬	每亩施腐熟有机肥1200~1500千克、三元复合肥50千克，然后翻耕30~35厘米，耕细整平
苗肥	2月上旬	每亩施腐熟有机肥400~500千克或三元复合肥（N：P：K=15：15：20千克
壮茎肥	4月上中旬	百合苗高10厘米左右进行，结合培土每亩施三元复合肥30~40千克
打顶肥	5月中旬至6月中旬	每亩施复合肥30千克，生长后期视长势每亩用磷酸二氢钾0.1千克，兑成0.2%浓度根外追肥

主要病虫害防治

名称	主要防治药剂
灰霉病	每亩用62%嘧环·咯菌腈水分散粒剂40~60克或30%嘧菌环胺悬浮剂50~150克均匀喷雾
根腐病	播种前采用3亿CFU/克的哈茨木霉按照每升60~70克制水溶液配比对种球进行消毒；发病初期可用3亿CFU/克的哈茨木霉按照每方米5~6克制剂进行灌根
地下害虫	种植前翻耕，在小地老虎等地下害虫成虫羽化高发期在田间悬挂糖醋诱捕器或用杀虫灯诱杀成虫

附录5　鱼腥草栽培技术模式图

月份	一月	二月	三月	四月	五月	六月	七月	八月	九月	十月	十一月	十二月
物候期	种植期或采根期			生长期		地上茎叶第一季采割期		第二季茎叶生长期			第二季茎叶采割期或种植期	

种植技术	11月整地	11月至翌年2月播种	3~5月生长期	生长期除草	鱼腥草采收	鱼腥草摊晒

田间管理

施肥：除整地前施足底肥外，必须适当追肥2~3次。第一次于鱼腥草移植后正常生长前，其苗嫩黄绿色，要立即增施氮肥，每亩用1 000~1 500千克淡人畜粪水兑入尿素3~5千克施于根部，以促进幼苗快速生长。第二次于4月中旬增施至2 000千克，兑入尿素13~15千克，硫酸钾10千克，以满足鱼腥草植株迅速抽生地上茎叶和长出大量分枝叶以及地下茎腋芽迅速萌生，同时满足其对钾肥的需要。第三次在5月中旬植株孕蕾开花前期，每亩用熟饼肥粉30千克与过磷酸钙30千克及草木灰500千克拌匀，撒施于株间兑施。鱼腥草为喜钾植物，生长期采用叶面追肥的方法，对植株喷施2~3次0.2%的磷酸二氢钾溶液等微肥。禁止施用垃圾、污泥，未经无害处理的人（畜）粪尿，硝态氮（硝酸铵等）和以硝态氮为原料的复（混）肥，采收前30天内禁施任何肥料。

水分管理：喜湿润不耐干旱，整个生育期内适时排灌。保持土壤湿润而畦面不积水。高温多雨季节受防止积水。应注意适时排水防高温，禁止浇灌破污染的脏水。

中耕除草：幼苗成活至封行前，中耕除草2~3次。苗期中耕除草为避免损伤根苗，离植株根部5厘米处可不再松土。一旦看见杂草必须用手拔除，以免杂草与鱼腥草幼苗争夺养分和光照。也可在种根移植后立即每亩用50%乙草胺乳油70~75毫升兑水40~45千克均匀喷雾于畦面，有较好的除草效果。

病虫害防治：白绢病的防治：注意排水，增施磷钾肥，加强管理，提高植株抗病力。及时挖除病株，并且每亩用40%五氯硝基苯粉剂0.5千克细土15千克撒在病穴内，进行土壤消毒。对发病株每隔10天左右喷1次25%三唑酮可湿性粉剂1 000倍稀释液（共喷2~3次），或用50%硫菌灵可湿性粉剂600~800倍液灌根。螨类防治：用5%噻螨酮乳油3 000~5 000倍液或73%炔螨特乳油2 000~3 000倍液喷雾防治。采收前20天停止用药。

采收加工：一年采收2季，第一季5~7月，第二季霜冻前。采后洗净晒干即可。

图书在版编目（CIP）数据

浙江丽水道地药材／程科军等主编 . —北京：中国农业出版社，2023.10
ISBN 978-7-109-31130-5

Ⅰ.①浙…　Ⅱ.①程…　Ⅲ.①中药材－介绍－丽水
Ⅳ.①R282

中国国家版本馆CIP数据核字（2023）第176089号

ZHEJIANG LISHUI DAODI YAOCAI

中国农业出版社出版

地址：北京市朝阳区麦子店街18号楼
邮编：100125
责任编辑：李　瑜　黄　宇　　文字编辑：常　静
版式设计：王　晨　　责任校对：刘丽香　　责任印制：王　宏
印刷：北京通州皇家印刷厂
版次：2023年10月第1版
印次：2023年10月北京第1次印刷
发行：新华书店北京发行所
开本：787mm×1092mm　1/16
印张：10
字数：213千字
定价：118.00元